Werner Bartens

# Heillose Zustände

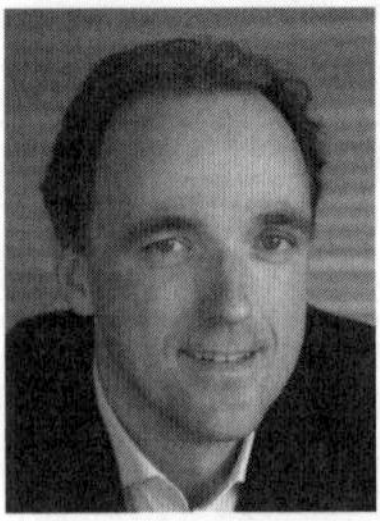

*Über den Autor:*

Dr. med. Werner Bartens, geboren 1966, hat Medizin, Geschichte und Germanistik studiert. Der Wissenschaftsredakteur der »Süddeutschen Zeitung« wurde u. a. als »Wissenschaftsjournalist des Jahres« ausgezeichnet. Er hat als Arzt und in der Forschung gearbeitet und ist Autor von Bestsellern wie dem »Ärztehasser-Buch« und »Körperglück«. Der *Stern* schrieb über ihn: »Herr Dr. Bartens, Sie sind ein gottverdammtes Genie!« www.werner-bartens.de

12 Für 90 Prozent aller Diagnosen reichen eine ausführliche Krankenbefragung und die körperliche Untersuchung. Augen, Ohren, Nase, Mund und Hände sind immer noch das beste Handwerkszeug eines Arztes. Dennoch schicken viele Ärzte ihre Patienten erst zum Röntgen oder zur Kernspin- und Computertomographie, bevor sie selbst Hand anlegen.

13 Rückenschmerzen sind das Volksleiden Nummer eins. In Röntgen, CT und Kernspin sieht man bei den meisten Menschen zwar starke Abnutzungen – aber der Verschleiß sagt wenig darüber aus, ob jemand Rückenbeschwerden hat. 80 bis 90 Prozent der Aufnahmen sind daher überflüssig.

14 Patienten werden viel zu oft mit Herzkathetern untersucht, in Deutschland 880 000 Menschen pro Jahr. Viel zu viele, bemängeln Experten. Nur etwas mehr als ein Drittel profitiert von der Untersuchung.

15 Patienten leiden zunehmend unter »Überdiagnostik« und »Übertherapie«. Gemeint sind Eingriffe, die das Wohlergehen der Menschen nicht verbessern. Dann werden vermeintliche Leiden therapiert, die nie Beschwerden verursacht hätten.

16 Prostatakrebs wächst bei den meisten Männern so langsam, dass sie nie etwas davon bemerken. Zwar hat die Hälfte aller 80-Jährigen Krebszellen in der Prostata. Die Mehrzahl dieser Männer stirbt jedoch nicht an, sondern mit dem Tumor. Wer gesund ist, wurde nur nicht ausreichend untersucht, lautet ein gängiges Motto der Mediziner.

17 Mit abgesenkten Grenzwerten für Blutdruck und Cholesterin werden Erwachsene zu Patienten gemacht. Es gibt kaum noch Gesunde, folgt man Europas Herzexperten. Mehr als 90 Prozent der 50-Jährigen hätten demnach ein erhöhtes Risiko, frühzeitig Herzinfarkt oder Schlaganfall zu erleiden. Umgerechnet auf alle Erwachsenen wären es 76 Prozent.

18 Fast 50 Prozent der Patienten, die in eine Arztpraxis kommen, leiden unter somatoformen Störungen, etwa Herzrasen, Kreuzschmerzen oder Magendrücken. Die Ursachen sind meist psychosomatischer Natur, dahinter verstecken sich private oder berufliche Schwierigkeiten. Solchen Patienten helfen keine Laborwerte, Röntgenbilder oder Kernspin-Analysen.

19 Weniger ist mehr: Ärzte behandeln Patienten besser, wenn sie auf viele Tests und Therapien verzichteten. Viele routinemäßig verordnete Röntgenbilder, Bluttests, Gesundheitschecks und Antibiotika sind überflüssig, oder der Schaden ist sogar größer als der Nutzen.

20 Bei jedem Arztbesuch die Laborwerte zu bestimmen ist überflüssig und führt nicht dazu, dass Krankheiten früher entdeckt oder besser behandelt werden.

21 Die Hormongabe in den Wechseljahren kann mehr schaden als nutzen. Frauen, die Hormone nehmen, bekommen häufiger Infarkte, Thrombosen, Schlaganfälle und Brustkrebs. Wenn Behandlung, dann nur bei starken Beschwerden und so kurz und niedrig dosiert wie möglich.

22 Bei der Mammographie gibt es viele Fehlalarme. Kritiker raten vom Screening ab, da der Schaden größer als der Nutzen sei, wenn alle falschen Ergebnisse sowie die überflüssigen Therapien zusammengezählt würden.

23 Privat Versicherte warten kürzer auf unnötige Operationen und überflüssige Röntgenaufnahmen. Privatversicherte gehen häufiger zum Facharzt, werden länger im Krankenhaus behandelt und öfter operiert. Privatpatienten bekommen häufiger neue Arzneien, die noch nicht lange erprobt und deshalb potentiell gefährlicher sind.

24 Hat man Anspruch auf Chefarztbehandlung und der Chef will selbst operieren, sollte man das unter Umständen als Drohung auffassen. Denn der Chef hat meist wenig Übung.

Werner Bartens

# Heillose Zustände

Warum die Medizin die Menschen krank und das Land arm macht

Droemer

**Besuchen Sie uns im Internet:**
**www.droemer.de**

FSC
www.fsc.org
MIX
Papier aus verantwortungsvollen Quellen
FSC® C006701


Ein Unternehmen der Droemerschen Verlagsanstalt
Th. Knaur Nachf. GmbH & Co. KG, München

Umschlaggestaltung: ZERO Werbeagentur, München
Umschlagabbildung: FinePic®, München
Autorenfoto S. 2: © Regina Schmeken
Satz: Adobe InDesign im Verlag
Druck und Bindung: CPI – Ebner & Spiegel, Ulm
Printed in Germany
ISBN 978-3-426-27581-8

2 4 5 3

# Inhalt

# Vorwort: Das kranke System

Was ist los mit der Medizin?
Joachim Jähne, Chefarzt der Chirurgie am Henriettenstift in Hannover, beklagt im »Deutschen Ärzteblatt«, dass Ärzte »aufgrund des starken finanziellen Drucks auf die Krankenhäuser« immer mehr operieren und so ihre Patientenzahl steigern – und zwar nicht aus medizinischen, sondern aus ökonomischen Gründen.[1] Der Mann ist Vizepräsident der Deutschen Gesellschaft für Chirurgie. Markus Büchler, Chefarzt an der Universitätsklinik Heidelberg, erinnert daran, dass der Entscheidung zur Operation wie auch der Wahl des OP-Verfahrens »ausschließlich medizinische Gründe, keinesfalls aber finanzielle Intentionen zugrunde liegen« sollten.[2] Der Mann, der betont, was eigentlich selbstverständlich sein sollte, ist Präsident der Chirurgenvereinigung.
Was ist da los?
Tausende Frauen laufen mit »Schrott in den Brüsten« herum, wie ein Insider die aus minderwertigem Material hergestellten, oft schadhaften Brustimplantate nennt. Ärzte beschweren sich über gefährliche Hüftprothesen mit Metallabrieb – aber wenig später erklärt Susanne Conze, Referatsleiterin Medizinprodukte im Gesundheitsministerium, dass ihr Dienstherr Daniel Bahr deshalb noch lange »keinen Systemwechsel« plane und am laschen Zulassungsverfahren »nichts ändern wolle«.[3]
Was ist da los?
In der »Frankfurter Allgemeinen Zeitung« erklärt Matthias Rothmund, Chef der Gefäßchirurgie und Medizin-Dekan der Universität Marburg: »Das Großexperiment Fusion und Priva-

tisierung zweier Universitätsklinika ist misslungen. Land und Rhön Klinikum AG sind aufgefordert, diese Wahrheit zu erkennen und zu reagieren.«[4] Die Versorgung der Patienten in Mittelhessen dürfe nicht durch weiteren Personalabbau und Einsparungen in Gefahr geraten, weil die Privatisierung der Uniklinika Gießen und Marburg bisher zu wenig Rendite für die Rhön-Aktionäre erbracht habe.

Drei Nachrichten über den Zustand der Medizin – alle drei sind innerhalb von nur einer Woche im April 2012 im offiziellen Standesorgan der Ärzteschaft und dem inoffiziellen Organ des konservativen Bürgertums erschienen – lassen erahnen, wie schlecht es um die Medizin in Deutschland steht. Zwar gibt es Patienten, die mit ihrem Arzt zufrieden sind und ihn loben. Doch die Wut auf die Medizin ist groß. Und fast alle sind wütend: niedergelassene Ärzte, die um die Existenz ihrer Praxis fürchten; Patienten, die beim Arzt zu schnell abgefertigt werden; Klinikärzte, die nicht mehr wissen, wie sie vor lauter Sparzwang gute Medizin machen sollen. Trotzdem sprechen Politiker, wenn Kritik am Gesundheitswesen aufkommt, nur davon, dass sie Details der Gesundheitsreform »nachjustieren« müssen. Doch wer meint, mit ein paar kleinen Veränderungen sei es getan, irrt sich.

Der Fehler liegt im System.

Im Gesundheitswesen sollte es in erster Linie um die Patienten gehen. Hinter beschönigenden Begriffen wie Gesundheitsreform oder Gesundheitsfonds verbirgt sich hingegen ein bürokratisches Ungetüm, das die Bezahlung der Ärzte und die Verteilung der Kassenbeiträge verkompliziert und kaum die Patienten im Blick hat. Ein Konzept, das sinnvolle Medizin fördert, ist nicht zu erkennen. Die aktuelle Form der Honorierung bietet Ärzten erst recht keine Anreize für eine Heilkunde, die den Kranken zugutekommt.

Wird beispielsweise eine Kassenpatientin mit Brustkrebs be-

handelt, muss der Frauenarzt viel Idealismus und wenig betriebswirtschaftliches Kalkül mitbringen, wenn er gute Medizin betreiben will. Zur Betreuung gehört es, Ängste und Erwartungen zu besprechen, die Abfolge der Chemotherapie zu erläutern und Perspektiven für den oft günstigen Krankheitsverlauf zu eröffnen. Hinzu kommt die medizinische wie die psychologische Begleitung während der Behandlung. Pro Quartal bekommt ein Frauenarzt – je nach Bundesland – pauschal zwischen 15 und 35 Euro dafür. Dass sie für diese zeitintensive und menschlich anspruchsvolle Tätigkeit schlechter bezahlt werden als eine Tankstelle für einen Reifenwechsel, verbittert viele Ärzte zu Recht.
Die Patienten haben unter dem falschen Honorarsystem ebenfalls zu leiden. Wenn ein Mensch mit Schwindel zum Arzt kommt, müssten Herz, Hirn, Ohren und Psyche angeschaut werden. Das ist aufwendig. Der Hausarzt begnügt sich womöglich mit einem EKG, der Neurologe mit den Hirnströmen, das irritierte Seelenleben – die häufigste Ursache für Schwindel – kommt in der Regel zu kurz. Der Patient wird von Arzt zu Arzt geschickt, weil keiner die umfangreiche Diagnostik oder ausführliche Gespräche für eine Pauschale von 15 oder 35 Euro auf sich nehmen will, selbst wenn er noch einen kleinen Zuschlag für die Gerätenutzung bekommt. Weil es sich für den niedergelassenen Arzt nicht lohnt, werden immer wieder Patienten mit banalen Beschwerden ins Krankenhaus geschickt. Denn finanziell attraktiv für Ärzte sind nur gesunde Patienten. Diejenigen mit einem Zipperlein, das schnell zu erkennen und zu behandeln ist. Kranke mit verschiedenen oder komplizierten Leiden werden hingegen zum finanziellen Risiko. Die Pauschale deckt nämlich nur eine Behandlung ab. Wer mehrmals kommt, den muss der Arzt zum Nulltarif behandeln.
Vor allem geht in dem ständig steigenden Arbeitsdruck etwas verloren, was wesentlich wäre für eine gute Medizin: Zeit für Zuwendung, Zuhören, Trost. Der Patient wird zum Störfaktor.

Die ökonomisierte Medizin gleicht diesen Mangel mit Technik aus: »Kann ein Patient im Krankenhaus nicht mehr genug trinken, bekommt er einen Tropf. Isst er zu wenig oder zu langsam, wird eine Magensonde gelegt. Nässt er ein, wird ein Dauerkatheter gelegt. Verhält er sich unruhig, werden Bettgestelle oder Fixierungen angebracht.« So beschreibt der Marburger Oberarzt Konrad Görg einen Krankenhausalltag, aus dem Fürsorge, Mitgefühl und Menschlichkeit wegrationalisiert wurden.

Das gegenwärtige System folgt einer blinden Fortschrittsrhetorik. Medizin ist aber kein Wirtschaftszweig wie jeder andere, in dem mehr Mittel auch mehr Erfolg nach sich ziehen. Mehr Medizin macht nicht zwangsläufig gesünder – sondern manchmal sogar kränker. Gesundheit ist ein Zustand der Selbstvergessenheit, ein »Schweigen der Organe«, das sich nicht immer auf Rezept herstellen lässt.[5] Dennoch verfahren viele Ärzte nach dem zynischen Motto: Es gibt keine Gesunden – nur Menschen, die noch nicht ausreichend untersucht worden sind.

Technisch aufwendige Untersuchungen sind lukrativ – etwa mittels CT, Kernspin oder Herzkatheter. Entsprechende Diagnostik machen Ärzte vor allem, weil sie sich separat abrechnen lässt – oder bei Privatpatienten. Gigantische Summen werden so für unnötige Diagnostik und Therapie verschwendet, dabei leiden 40 bis 50 Prozent der Patienten in Arztpraxen unter psychosomatisch überlagerten Beschwerden, die keiner Labor- und Gerätediagnostik, sondern einer geschulten Gesprächsbegleitung bedürfen. Ein irrwitzig hoher Anteil, der die gigantische Verschwendung umso deutlicher macht.

Dennoch bestellen Ärzte ihre Patienten nach überstandener Krankheit zu oft unnötigen Nachkontrollen ein. Krebsmediziner stellen Überdiagnosen und verordnen Übertherapien, da Bildgebung und andere Tests inzwischen so genau sind, dass auch Tumore entdeckt und behandelt werden, die nie Beschwerden verursacht hätten. In Fachzeitschriften wird unter dem Motto »Less is more« bereits diskutiert, wie schädlich zu viel Medizin ist. Dabei besteht eine ärztliche Kernkompetenz darin, unnötige Diagnostik zu unterlassen und stattdessen die Ressourcen der Patienten zu aktivieren.

Kein Land steckt – neben der Schweiz, den USA und Frankreich – so viel Geld in sein Gesundheitswesen wie Deutschland: mehr als zehn Prozent des Bruttoinlandsproduktes. Von dem Geld kommt jedoch zu wenig dort an, wo es gebraucht wird. Die Kassenärztlichen Vereinigungen (KV), die das Honorar der Ärzte berechnen und verteilen, sind bürokratisch so aufgebläht, dass viele Ärzte mehr Zeit mit der Abrechnung verbringen als mit ihren Patienten.

Ein System, das die Medizin dem freien Spiel des Marktes opfert, ist krank. Eine Option wären Anleihen am Modell Norwegen. Dort ist nicht alles besser, aber einiges kann man sich abschauen: Ärzte bekommen für jeden Patienten, der sich in ihre Liste einschreibt, eine jährliche Pauschale – egal, ob er gar nicht, einmal oder zehnmal kommt. Hinsichtlich der Lebenserwartung und anderer Kriterien für gute Gesundheit steht Norwegen besser da als Deutschland. Vielleicht auch deshalb, weil weniger oft mehr bringt: Norweger gehen im Durchschnitt drei- bis viermal im Jahr zum Arzt, Deutsche hingegen 17- bis 18-mal. Davon haben die Deutschen nicht viel. Im Gegenteil: »Patienten droht ein Desaster.« »Arzneimittel sind nicht mehr sicher.« »Die Gesundheit von Millionen Menschen wird für Wirtschaftsinteressen geopfert.« Was klingt wie eine abstruse Verschwörungstheorie, sind Reaktionen von Ärzten, Patienten und Arzneimittelexperten auf die »Änderungsanträge zum Gesetzentwurf zur Neuordnung des Arzneimittelmarktes«. FDP und CDU / CSU haben das Gesetz im Sommer 2010 auf den Weg gebracht. 2011 trat es in Kraft. Die Hintergründe sind ähnlich vertrackt wie der Versuch, eine Packungsbeilage zusammenzufalten. In Kürze: Seit 2011 ist die schnellere Zulassung von Medikamenten möglich. Die bringt es mit sich, dass neue Tabletten weniger auf ihre Sicherheit und ihre Vorteile für Patienten geprüft sind. Ob neue Arzneimittel Kranken also mehr Nutzen als Schaden bringen, wie es vernünftigerweise verlangt werden sollte, muss nicht erwiesen sein, damit sie auf den Markt kommen. Die Industrie freut sich, denn je kürzer die Zeit bis zur Zulassung, desto geringer die Entwicklungskosten für ein Medikament. Der Nachteil liegt bei den Verbrauchern. Sie tragen das Risiko und sind unfreiwillig Teilnehmer eines gigantischen Freilandexperiments.

Das ist perfide an der gegenwärtigen Medizin: Viele Ärzte und Pflegekräfte geben ihr Bestes für die Patienten, opfern sich in Klinik oder Praxis auf und tragen dazu bei, dass sich die meisten Menschen bei ihrem Arzt gut aufgehoben fühlen. Doch eine Medizinindustrie, die von »Gesundheitspolitikern« unterstützt wird, trägt leider dazu bei, dass Patienten in Gefahr geraten und zu wenig geprüfte Medikamente, zu viele unnötige Untersuchungen und nicht getestete Implantate bekommen. Ein Konzept, das auf mehr Wachstum setzt, ist im Gesundheitswesen fehl am Platz. In der Medizin bedeuten mehr Leistungen nicht automatisch, dass Kranke besser versorgt werden.

Von den etwa 2000 beim Deutschen Bundestag registrierten Lobbyverbänden bearbeiten mehr als 400 das Bundesgesundheitsministerium. In der Gesundheitspolitik scheint es gewollt zu sein, dass die Strukturen kompliziert und wenig transparent sind. Nur so kann weiterhin jede Interessengruppe von dem Milliardenmarkt profitieren. Eine Gesundheitsreform, die diesen Namen verdient, gab es schon lange nicht mehr. Nach medizinischen Kriterien und nach den Bedürfnissen der Kranken wird nicht entschieden. In den Ministerien haben Betriebswirtschaftler das Sagen, in den Kliniken die Kaufleute und Controller. Gute Medizin kommt dabei nicht heraus, sondern nur Interessenpolitik auf Kosten der Patienten.

# Die Medizinindustrie

## Wahnsinn mit Methode: Zement-Wirbel, Tumormarker, Tinnitustherapie

Für die einen sind sie Spielverderber. Den anderen gelten sie als aufrechte Streiter für eine sinnvolle Medizin, die sich am Nutzen für den Patienten und nicht am Profit der Pharmafirmen, Medizintechnikunternehmen und Ärzte orientieren. Die Waffen im Kampf gegen eine dem ökonomischen Diktat unterworfene Medizin, gegen die Marketingabteilungen der Firmen und Krankenhäuser sind jedoch vergleichsweise stumpf. Lediglich ihre kritische Urteilskraft steht jenen zur Verfügung, die eine bessere Medizin wollen und die in unabhängigen Instituten untersuchen, ob neue Therapien Patienten tatsächlich nutzen oder wie gut die wissenschaftlichen Beweise wirklich sind, wenn in Fachartikeln eine neue Behandlung oder umfangreichere Diagnostik angepriesen wird.

»Manchmal hat man den Eindruck, das ist Wahnsinn mit Methode«, sagt Jürgen Windeler. Seit mehr als zwei Jahrzehnten tritt er für eine wissenschaftlich fundierte Medizin ein. In den 1990ern war er daran beteiligt, die immer wieder am politischen und ökonomischen Widerstand gescheiterte Positivliste zu erstellen, in der statt der mittlerweile 60 000 Medikamente auf dem Markt nur 1500 sichere, nützliche und zuverlässige Präparate aufgeführt sind, die Ärzte in der Klinik wirklich brauchen – einer Internistenpraxis würden sogar 500 Arzneien reichen, dem Hausarzt 150.

Seit September 2010 bekommt Windeler den Wahnsinn in der

Medizin aus nächster Nähe mit. Er leitet seither das Institut für Qualität und Wirtschaftlichkeit im Gesundheitswesen (IQWiG) in Köln, das jährlich bis zu 50 diagnostische und therapeutische Verfahren bewertet. Windeler hat Dutzende Beispiele untersucht, in denen der Nutzen einer Behandlung steif und fest behauptet, aber nie belegt wurde. »Die Dreistigkeit, mit der angebliche Vorteile angegeben werden, ist manchmal schon erstaunlich«, sagt der Arzt. »Natürlich ärgere ich mich über die Auswüchse des Systems – und dass es immer wieder ausgenutzt wird.«

Im Jahr 2009 berichtete beispielsweise der Bundesverband Medizintechnologie, ein Wirtschaftsverband, der 200 Unternehmen vertritt, von einer neuen Behandlung schmerzhafter Wirbelkörperbrüche. Für Millionen Deutsche mit Osteoporose sei mit einem Zement, mit dem die Wirbelkörper aufgefüllt werden, endlich »ein schonendes Verfahren zur dauerhaften Schmerzbeseitigung« gefunden worden. 2011 erschien im Deutschen »Ärzteblatt« eine Studie von Radiologen aus Recklinghausen, die 1188 Patienten behandelt hatten und schwärmten, dass die Zementspritze »die Schmerzen bei der Wirbelkörperfraktur unmittelbar gelindert«, »die Beweglichkeit verbessert« und »den Schmerzmittelbedarf verringert« habe.[1]

Schwer zu sagen, ob es Mut, Voreingenommenheit oder Dreistigkeit bedarf, um so etwas zu behaupten. Im weltweit angesehensten Fachblatt für Ärzte, dem »New England Journal of Medicine«, hatten australische Ärzte um Rachelle Buchbinder schließlich schon 2009 festgestellt, dass es keinen Nutzen der Wirbelzementierung gebe.[2] Im Gegenteil. Die Australier hatten einem Teil ihrer Patienten Zement in lädierte Wirbel injiziert, die andere Hälfte bekam ebenfalls Spritze und Verband, allerdings ohne dass etwas injiziert wurde. Unmittelbar danach, wie auch drei Monate und ein halbes Jahr später, war der Nutzen gegenüber der Scheinbehandlung gleich null. Beide Gruppen klagten über ähnlich starke Schmerzen. Zudem hatte bei manchen Patienten der schwere Zement im Rücken dazu geführt, dass die intakten Wirbelkörper darunter häufiger unter der Last brachen.

Die Ärzte aus dem Ruhrgebiet konnten diese Befunde in ihrer Studie nicht nachvollziehen. Wie auch, sie hatten ja keine Vergleichsgruppe untersucht! Bei einem guten Fachartikel über eine neue Therapie wäre das selbstverständlich gewesen. Auf der letzten Seite ihres Beitrags gehen sie auf Buchbinders Studie kurz ein und beklagen, dass dadurch »die Anwendung einer Methode, die sich in den Jahren zuvor zunehmend etabliert hat, stark beeinflusst wurde und dies zu möglichen Missinterpretationen und Unsicherheiten bei Zuweisern und Behandlern geführt« hat. Das muss man übersetzen. Auf Deutsch heißt es: Wir lassen uns doch eine Behandlung nicht miesmachen, nur weil deren Nutzen nicht erwiesen ist.

»Wir müssen bessere Untersuchungen einfordern«, sagt Wolf-Dieter Ludwig, Vorsitzender der Arzneimittelkommission der Deutschen Ärzteschaft. »Gerade für die derzeit so massiv beworbenen Tumormarker, die eine individualisierte Medizin versprechen, gibt es kaum vernünftige Daten.« Ludwig ist wenig euphorisch, was die immer wieder beschriebenen Vorteile für Patienten angeht, »sieht aber die Gefahr, dass alles, was sich Biomarker nennt, vorschnell eingeführt wird, ohne dass der Nutzen für Patienten überhaupt geprüft ist«.

Erstaunlich auch die Begründung, warum eine andere Methode, deren Vorteile nicht belegt sind, weiter erstattet werden soll. Der Gemeinsame Bundesausschuss, der entscheidet, welche medizinischen Maßnahmen sinnvoll sind und von der Solidargemeinschaft bezahlt werden, hatte im Oktober 2010 befunden, dass die Positronenemissionstomographie (PET) bei Patienten mit Lymphomen nur noch in Ausnahmen erstattet werden soll. Die Begründung: Es gebe keine zuverlässigen Beweise dafür, dass Patienten, die mit dieser Diagnosetechnik

untersucht worden sind, im Anschluss besser behandelt werden oder andere Vorteile hätten.
Die mächtige Interessenvertretung der Kliniken, die Deutsche Krankenhausgesellschaft, veröffentlichte daraufhin einen Beitrag, aus dem deutlich wurde, dass man doch nicht von einer Untersuchung lassen könne, nur weil sie keinen Vorteil bringt[3]: »Ist eine Methode wie zum Beispiel die PET bei der Lymphomdiagnostik schon seit längerer Zeit etabliert, in zahlreichen Studien publiziert und Bestandteil nationaler und internationaler Leitlinien, entspricht die Forderung nach Durchführung weiterer randomisiert-kontrollierter Studien zum Nachweis eines patientenrelevanten Nutzens nicht mehr der Versorgungsrealität.«
Auch hier braucht man einen Dolmetscher. Der Bandwurmsatz bedeutet: Wir nutzen die Methode schon lange, unsere Gremien finden das gut, und deshalb wollen wir nicht länger mit der lästigen Frage nach Vorteilen für Patienten behelligt werden. Es machen doch alle – daher soll das Verfahren bitte weiterhin erstattet werden, statt »überhöhte Forderungen an die Evidenz« zu stellen, wie die Überschrift des Artikels lautet. Wozu einen Nutzen beweisen, wenn Ärzte wie Patienten mit der Untersuchungsmethode zufrieden sind?
»Der wirtschaftliche Druck in der Medizin ist viel zu groß«, sagt Windeler. »Dabei ist für die Mehrzahl der Produkte, die neu in den Markt kommen, gar nicht belegt, dass der Nutzen größer ist als der Schaden.« Immer neue Angebote in der Medizin steigerten nicht unbedingt die Qualität. »Dass weniger oft mehr ist, wollen aber viele Patienten nicht wahrhaben. Sie fürchten, dass man ihnen etwas wegnimmt und sie weniger Wahlmöglichkeiten haben – unabhängig davon, ob ein Nutzen erwiesen ist oder nicht.«
Um den Nutzen zu erfassen, gibt es die Evidenzbasierte Medizin (EbM), vorangebracht von Cochrane-Zentren, die nach dem britischen Arzt und Epidemiologen Archie Coch-

rane benannt sind. Weltweit haben es sich Cochrane-Zentren zur Aufgabe gemacht, in großen Untersuchungen und Meta-Analysen zu zeigen, was methodisch hochwertige Studien ausmacht und wie daraus Empfehlungen für die medizinische Praxis zu gewinnen sind. Das Deutsche Cochrane-Zentrum in Freiburg, das 1997 eröffnet wurde, leitet Gerd Antes. »Wir können es uns nicht leisten, eine Medizin zu betreiben, von der Patienten keine Vorteile haben«, sagt er. »Leider werden gründliche Wirksamkeitsnachweise immer wieder bewusst ausgelassen oder unterlaufen, um Eigeninteressen zu schützen, die durch objektive Studienergebnisse bedroht wären.«

Ein anderes Beispiel betrifft die Vermarktung eines »Neurostimulators« gegen Tinnitus. Peter Tass, Direktor am renommierten Forschungszentrum Jülich, hat das Gerät mitentwickelt, die Firma ANM vertreibt es. Der quälende Ton im Ohr lasse sich bekämpfen, wenn ihm eine andere Form der Beschallung entgegengesetzt werde, so die Ankündigung. Klingt logisch, ist aber bisher nicht wissenschaftlich erwiesen und belegt. Obwohl die Initiatoren behaupten, seit eineinhalb Jahren eine entsprechende Studie beendet zu haben, ist diese bis zum Sommer 2012 und der Drucklegung dieses Buches noch nicht erschienen, sondern nur eine Untersuchung, in der entscheidende Belege für den Nutzen nicht erbracht werden konnten. Doch obwohl kein Nutzenbeweis vorliegt, bieten Dutzende Arztpraxen das Verfahren an.

Womöglich zeigt sich ja, dass die Töne gegen das Brummen tatsächlich helfen. Peter Tass wurde vorsorglich mit einem mit 100 000 Euro dotierten Innovationspreis ausgezeichnet. Nach dem Motto: erst der Preis, später vielleicht der Beweis. Die Deutsche Tinnitusliga erklärt auf ihrer Homepage: »Die Daten reichen nicht aus, um eine gültige Aussage zur Wirksamkeit und zur Sicherheit dieser Behandlungsmethode zu treffen. Daher rät die Deutsche Tinnitusliga von dieser Therapie zum jetzigen Zeitpunkt ab.«

Patienten, die in Selbsthilfegruppen organisiert sind, werden ebenfalls ungeduldig und fragen sich, warum die angekündigte Studie so lange auf sich warten lässt. »Leider gibt es immer wieder Beispiele dafür, dass Patienten wie Ärzte auf massive Weise desinformiert oder im Unklaren gelassen werden«, sagt Gerd Antes. »Zwar hat die Nutzenbewertung in den vergangenen Jahren beeindruckend zugelegt, aber es gibt noch viele Schlupflöcher und mehr offene Fragen als Antworten.«
Wolf-Dieter Ludwig wüsste einen einfachen Weg, wie die Medizin besser und dem Wahnsinn Einhalt geboten werden kann. »Wir brauchen mehr gute Wissenschaft, aber daran mangelt es leider in etlichen Bereichen.«

## Teurer heißt nicht besser – Herumdoktern an Symptomen

Bei jeder Gesundheitsreform stellt sich wieder die Frage: Das soll eine »Gesundheitsreform« sein? Diese Bezeichnung ist ein Witz, und zwar ein schlechter. Die Reformen, die von den Gesundheitsministern – auch dieser Begriff ist beschönigend – in den vergangenen Jahren vorgestellt wurden, sind halbgare Finanzierungsmodelle, um weiterhin die Lobbygruppen in der Medizin bedienen zu können. Das jeweilige Ansinnen, die chronischen Defizite im Gesundheitswesen zu beheben, hat sich allenfalls als kurzfristig lindernd erwiesen.
Daran wird sich auch nichts ändern. Denn solange die Medizin weiterhin nach Kriterien von Markt und Wachstum bemessen wird, steigen die Ausgaben unaufhörlich weiter. Das liegt in der Logik eines Wirtschaftssystems, das auf ständig neue Angebote und eine Stimulation der Nachfrage angewiesen ist. Und wer würde sich für diese merkantile Medizin besser eignen als die FDP-Gesundheitsminister wie Philipp Rösler und Daniel Bahr, die beide als Wirtschaftspolitiker

sozialisiert wurden? Doch selbst wenn der gegenwärtige Minister mit seiner Partei untergehen sollte, werden es Politiker anderer Parteien wohl kaum schaffen, der Medizinindustrie Paroli zu bieten.

Die Medizin ist zwar einer der größten Wirtschaftsfaktoren in Deutschland, aber sie ist eben keine Wirtschaftsbranche wie jede andere. Stetiges Wachstum bedeutet in anderen Branchen Prosperität. Mehr Glück, mehr Liebe, aber auch mehr Umsatz und mehr Geld kann fast jeder gebrauchen. Ungezügeltes Wachstum in der Medizin ist hingegen ein Zeichen für Krebs. Da mit der Untersuchung und Behandlung Gesunder wie Kranker viel Geld zu verdienen ist, haben Kaufleute die Medizin zu einer Industrie gemacht und die Krankenbehandlung ökonomisiert. Weder Patienten noch Ärzten ist das gut bekommen.

Der Zusammenhang liegt auf der Hand: Für Kranke so wichtige Werte wie Zeit, Geborgenheit und – so altmodisch es klingt – Barmherzigkeit bleiben in der Medizinwirtschaft schnell auf der Strecke. Auch die ärztliche Kunst, abzuwarten und vorerst nichts zu tun[4], lässt sich nicht betriebswirtschaftlich optimieren. Stattdessen werden neue Krankheiten erfunden, Grenzwerte gesenkt, oder es wird die Indikation zur Behandlung ausgedehnt. Gesunde werden zu kontrollbedürftigen Patienten erklärt. Es geht den Menschen aber nicht besser, wenn die Medizin zum Markt und immer teurer wird. Im Gegenteil: Nicht nur 80 bis 90 Prozent der Röntgenuntersuchungen bei Rückenschmerzen gelten als überflüssig, sondern auch ein ähnlich großer Anteil der Kniespiegelungen. Die Belastung durch die Arthroskopien ist groß, die Infektionsgefahr auch, der Nutzen nur in der Minderheit der Anwendungen belegt.

Und seit Jahren wehren sich Kliniken dagegen, dass nur jene Krankenhäuser die frühesten Frühgeborenen behandeln dürfen, die dies auch mindestens 75-mal im Jahr tun und damit den Kindern zu nachweislich besseren Überlebenschancen und weniger Behinderungen verhelfen. Da die Kliniken aber bis zu 130 000 Euro für die Behandlung eines besonders kleinen Frühgeborenen bekommen, wollen sie nicht darauf verzichten – ökonomisch plausibel, medizinisch und vor allem menschlich ein Irrsinn.

Verkaufen lässt sich eine Gesundheitsreform, die keine ist, nur mit dem Mantra vom medizinischen Fortschritt. Und das geht so: Die Menschen werden immer älter, die Medizin wird immer besser – und beides kostet Geld. Will Deutschland weiter an den Segnungen der modernen Medizin teilhaben, wird die Medizin nun mal von Jahr zu Jahr teurer. Diese Logik klingt einleuchtend, ist aber falsch.[5] Erstens verbrauchen die Menschen 80 bis 90 Prozent ihrer Gesundheitsausgaben im letzten Jahr vor ihrem Tod. Sterben sie im Alter von 90 Jahren, ist das – so zynisch es klingt – medizinisch sogar billiger, als wenn sie mit 50 Jahren sterben, denn bei jüngeren Menschen werden aufwendigere und invasivere Versuche unternommen, sie am Leben zu erhalten. Die jedes Jahr um drei Monate steigende Lebenserwartung erklärt also keineswegs die Kostenexplosion.

Zweitens ist der Fortschritt in der Medizin eine seltsame Angelegenheit. Neue Therapien und Arzneimittel sind oft nur teurer, weniger geprüft und daher weniger sicher, aber nicht besser als bewährte Möglichkeiten der Behandlung. Solche Zweifel passen allerdings nicht in ein Konzept, in dem die Heilkunde zu einer Medizinindustrie umgestaltet, sogar eine Universitätsklinik wie im Fall Gießen/Marburg privatisiert und damit das gesundheitliche Wohl einer ganzen Region zum Spielball von Aktionärsinteressen wird.

Wie sieht denn der Fortschritt aus, den Gesundheitspolitiker gern als Begründung für ihren desolaten Haushalt und die angeblich unaufhaltsam steigenden Kosten angeben? An verschiedenen Kliniken wurden Protonenzentren errichtet oder befinden sich als Prestigeprojekte mit Hilfe üppiger Subventionen im Bau. Dort sollen mit einer neuartigen Bestrahlungsmethode Krebspatienten behandelt werden. Diese Zentren kosten dreistellige Millionenbeträge, ein Nutzennachweis oder gar die Überlegenheit gegenüber konventionellen Verfahren zur Krebsbehandlung ist in den meisten Fällen aber noch gar nicht belegt.

Neue Arzneimittel? Die Art der Innovation im pharmazeutischen Bereich hat sich in den vergangenen Jahren massiv verändert. In den 1970er und 1980er Jahren wurden wichtige Medikamente entwickelt, zur Senkung des Blutdrucks, des Cholesterins und zur Krebsbehandlung. Neuerungen der letzten Dekade betreffen vor allem Nachahmerprodukte, oder es handelt sich um extrem teure Spezialmittel für einen eng begrenzten Patientenkreis. Bei neuen Medikamenten zur Behandlung großer Patientengruppen gab es in den vergangenen zehn Jahren auffallend viele Enttäuschungen. Bei Antidepressiva, Blutdrucksenkern, Psychopharmaka und Cholesterinsenkern sind neue Medikamente in den meisten Fällen zwar dreifach oder gar zehnfach so teuer wie ihre Vorgänger. Dafür wirken sie aber nicht besser, sondern gehen oft nur mit mehr Nebenwirkungen oder gefährlichen Komplikationen einher.

Die Pharmaindustrie in Deutschland hat das längst erkannt. Einst galt sie als »Apotheke der Welt«. Heute gibt sie den Großteil für Marketing aus und nicht für Forschung. Sie ist vollauf damit beschäftigt, Nachahmerprodukte als Neuigkeiten zu verkaufen oder Misserfolge schönzureden. Viele angebliche Innovationen sind Me-too-Präparate – Nachahmer, die nicht besser, sondern nur teurer sind als ihre Vorgänger. Auf den Markt kommen sie dennoch. Erst nachträglich kann ein Medikamenten-TÜV den Nutzen in Frage stellen.

Alle Gesundheitsminister der letzten 15 Jahre, von Horst Seehofer über Ulla Schmidt bis hin zu Daniel Bahr, knickten mit ihrer Forderung nach einer »Positivliste« ein, wenn Pharma-

Lobbyisten drohten, dass Tausende Arbeitsplätze verlorengingen, wenn die internationalen Arzneimittelhersteller ihre Produktionsstätten ins Ausland verlagern. Deshalb gibt es hierzulande 60 000 Präparate – und nicht, weil sie für die Gesundheit der Menschen wichtig wären. Dazu reichen weniger als drei Prozent davon aus. Dabei steht in keinem Gesetz und keiner Verfassung, dass die medizinische Versorgung der Bevölkerung den Profitinteressen einer Branche untergeordnet werden soll.

Das Land leistet sich einen weiteren, ebenso absurden wie teuren Luxus. Man muss einen sperrigen Begriff wie die »Erlaubnis mit Verbotsvorbehalt« ansprechen, wenn es um die teure Medizin in Deutschland geht. Dieses Prinzip gilt im Krankenhaus und besagt Ungeheuerliches: Alle Untersuchungen und Behandlungen im Krankenhaus werden bezahlt, solange ihr Schaden nicht erwiesen ist – ein Nutzen muss nicht belegt sein! Diese Regel führt zu der seltsamen Situation, dass fragwürdige Interventionen in der Praxis nicht mehr erstattet werden – in der Klinik hingegen schon.

Den Preis kennen nicht die Patienten, nur die Ökonomen. Es ist ein offenes Geheimnis, dass viele Kliniken nur existieren können, weil sie in großem Stil fragwürdige Untersuchungen und Therapien anwenden. Längst ist das Krankenhaus zum Warenhaus geworden, mit ständig wechselndem Sortiment. So wird die bis zu 8000 Euro teure Brachytherapie – eine besondere Form der Bestrahlung bei Prostatakrebs – im Krankenhaus erstattet, in der Arztpraxis nicht. Es gibt bisher keine überzeugenden Belege für den Nutzen. Gleiches gilt für die Vakuumtherapie bei Neurodermitis. Würden die Kassen nur bezahlen, was Patienten erwiesenermaßen nutzt, wären enorme Einsparungen die Folge – und die Kranken besser versorgt.

Wenn die Kassenbeiträge steigen, nehmen es die Versicherten mit viel Resignation und wenig Empörung hin. Gesundheitspolitiker schieben sich gegenseitig die Schuld zu. Die Diskussion um Kopfpauschale, Bürgerversicherung und Zusatzbeiträge ist so ermüdend wie undurchsichtig. Der Bürger wendet sich ab und zahlt. Ihren Krankenversicherungen bleiben die meisten Menschen länger treu als dem Partner. Dabei gehen die Preissteigerungen der Gesundheitspolitik in mehrfacher Hinsicht auf Kosten der Versicherten.

In der rein ökonomischen Logik der Medizinwirtschaft ist es stimmig, weiter auf Wachstum und Neuerungen zu setzen. Jeder, der das Gesundheitswesen kennt, weiß, wie viel Geld im System steckt. Doch die Medizin ließe sich besser und trotzdem billiger machen in Deutschland. Das würde allerdings vielen Marktprinzipien der Medizinindustrie zuwiderlaufen, weswegen die nächste Gesundheitsreform absehbar ist – und wieder nur zu ein paar Umverteilungen in der Wachstumsbranche Medizin führen wird. Die Patienten, um die es eigentlich gehen sollte, haben nichts davon.

## Beispiel Krebs – hoher Preis für fragwürdigen Nutzen

Die Patientin mit Brustkrebs bekam von ihrem Arzt Mut zugesprochen. »Wir haben da noch was für Sie«, sagte der Mediziner. »Das ist das Beste, was derzeit auf dem Markt ist.« Ein anderer Arzt, der die Betreuung übernahm, wunderte sich hingegen, dass der Patientin nicht eine Alternative angeboten wurde. Schließlich gebe es eine andere Behandlungsform, die nicht nur billiger, sondern auch schonender sei. Die Chancen, die nächsten fünf Jahre zu überleben, unterscheiden sich bei beiden Therapien nur um drei Prozent.

Der statistisch errechnete Vorteil einer neuen Behandlung kommt bei Patienten längst nicht immer als erlebter Gewinn an. »Es wird viel Geld für wenig klinischen Nutzen ausgegeben«, sagt Christoph Rochlitz, Chefarzt der Krebsmedizin am Universitätsspital Basel. »Das verschärft sich seit Jahren.« Längst haben sich Onkologen daran gewöhnen müssen, dass Erfolge in der Tumortherapie manchmal ziemlich bescheiden ausfallen. Aus dem »Krieg gegen den Krebs«, den US-Präsident Richard Nixon 1971 erklärte und für den er 100 Millionen Dollar zusätzlich für die Krebsforschung bewilligte, ist ein zermürbender Stellungskampf geworden, bei dem nicht immer klar ist, ob er für Patienten einen Vorteil bietet und wie teuer ein paar Tage mehr Leben erkauft werden.

Deutlich wurde dies auf dem weltgrößten Krebskongress, dem Treffen der American Society of Clinical Oncology (ASCO) in den USA, das jährlich 30 000 Krebsexperten aus aller Welt anzieht. Ein Höhepunkt der Tagung war 2008 der Bericht europäischer Onkologen, die Patienten mit fortgeschrittenem Lungenkrebs mit einer neuen Medikamentenkombination behandelt hatten.[6] Wurde die neue Antikörpertherapie mit Cetuximab (Erbitux) zusätzlich zu den Zytostatika Cisplatin and Vinorelbin gegeben, überlebten Patienten im Mittel 1,2 Monate länger, 36 Tage. Niemand sollte sich anmaßen, den Wert von fünf Wochen Leben für einen Todkranken zu bemessen. Doch die Krebskranken litten öfter an Fieber, das mit einem bedrohlichen Mangel an weißen Blutkörperchen einherging. Sie klagten häufiger über Hautrötungen, bekamen Durchfall und vertrugen die Infusion seltener. Die Lebensqualität der Patienten während der Therapie wurde für die Studie nicht erhoben. In dem »Lancet«-Beitrag – das Magazin gehört mit dem »New England Journal of Medicine« und dem »JAMA« zu den drei besten medizinischen Fachzeitschriften weltweit – ist von einem »neuen Standard« in der Therapie von Lungenkrebs die Rede. In der Ankündigung auf dem ASCO-Kongress hieß es, die Daten werden »wahrscheinlich entscheidenden Einfluss auf die Betreuung der Patienten« haben.

Haben sie das tatsächlich? »Die einzig vernünftige Schlussfolgerung lautet doch, dass eine vermeintliche neue Wunderwaffe gegen den Krebs gigantisch danebengetroffen hat«, so der Onkologe Tito Fojo und die Ethikerin Christine Grady von den Nationalen Gesundheitsinstituten der USA.[7] »Solche Ergebnisse führen zu der viel dringlicheren Frage: Was zählt als Erfolg in der Krebstherapie?« Welchen Preis ist ein so geringer Nutzen wert?

»Statistisch signifikant heißt nicht immer, dass es wichtig für Patienten ist«, sagt Krebsarzt Herbert Kappauf aus Starnberg, der als Psychoonkologe Menschen mit Tumoren begleitet. »Es wird immer weniger mit Patienten besprochen, was ihnen bevorsteht – stattdessen sagen Ärzte: Wir haben da noch was.« Aus Sicht der Patienten ist die Frage hingegen eindeutig: »Krebskranke wollen wissen, wie viel Zeit sie durch eine Therapie gewinnen – und wie sehr sie dabei beeinträchtigt werden«, sagt Onkologe Rochlitz. »Das muss noch viel mehr Thema unter uns Ärzten werden.«

Fragwürdige Therapieerfolge sind kein Einzelfall in der Krebstherapie. Die amerikanische Medikamentenbehörde FDA ließ Cetuximab auch für die Behandlung von fortgeschrittenem Dickdarmkrebs zu – dadurch überleben Patienten im Mittel 1,7 Monate länger. Während der Therapie klagen aber 85 Prozent der Patienten über Hautschäden, 19 Prozent davon über Schäden dritten bis vierten Grades.

Die Liste lässt sich fortsetzen. Bevacizumab – als Avastin bekannt – wurde zum Standardzusatz in der Chemotherapie gegen eine Form von Lungenkrebs. Die FDA begründete dies mit einer verlängerten Überlebenszeit von zwei Monaten. Krebsexperten zweifelten den Nutzen an, denn andere Untersuchungen hatten ergeben, dass lediglich das Tumorwachstum um 0,6 bis 0,4 Monate gebremst, die Lebenszeit aber nicht verlängert wird.

Bei Pankreaskrebs führt der Zusatz von Erlotinib (Tarceva) zu einer verlängerten Überlebenszeit von ganzen zehn Tagen. Während der Therapie treten allerdings mehr Rötungen, Infektionen, häufiger Durchfall und Mundentzündungen auf. »Solche Beispiele sollten Onkologen aufrütteln«, fordern Fojo und Grady. »Es wäre erfreulich, Medikamentenwirkungen besser vorhersagen zu können«, wünscht sich Gerhard Ehninger, langjähriger Präsident der Deutschen Gesellschaft für Hämatologie und Onkologie (DGHO). »Dann könnte die Behandlung zumindest bei Patienten unterbleiben, die keinen Nutzen davon haben – und für behandelte Patienten ergäbe sich ein größerer Effekt.« Krebsexperten hoffen, dass in Zukunft maßgeschneiderte Therapien zur Verfügung stehen und Ärzte früh erkennen, welche Patienten von einer Behandlung profitieren und welche nicht. Herbert Kappauf ist jedoch skeptisch, was die Erfolge dieser »targeted therapy«, also der zielgerichteten Behandlung angeht. »Diese militärischen Begriffe sind Etikettenschwindel wie auch der ›Krieg gegen Krebs‹«, sagt der Onkologe. »Viel spezifischer sind die neuen Therapien auch nicht, es gibt vielmehr große Kollateralschäden, um in der Armeesprache zu bleiben.«

Manche Patienten sagen von sich aus, dass vier Wochen länger zu leben kein Gewinn ist, wenn nicht sicher sei, dass die Mittel überhaupt ansprechen. Ein zu hoher Preis, um dem Tod noch ein paar Tage abzutrotzen. Die finanziellen Kosten für die fragliche Zugabe an Leben sind ebenfalls enorm. Einen Patienten mit Lungenkrebs 18 Wochen mit Cetuximab zu behandeln kostet 80 000 Dollar. Die Behandlung mit Bevacizumab kostet pro Patient 90 000 Dollar. Fojo und Grady haben errechnet, dass es 440 Milliarden Dollar kosten würde, das Leben der 550 000 Amerikaner, die jährlich an Krebs sterben, um ein Jahr zu verlängern.

»Je unkritischer aufgebauschte Erfolge präsentiert werden, umso mehr werden diese Mittel im Alltag eingesetzt«, fürchtet Kappauf. Dann werde nicht gefragt, ob der Patient einen

Nutzen davon hat und der Arzt zum Marketingtrottel der Pharmaindustrie wird. »Das Problem der Sterblichkeit kann man nicht wegtherapieren«, sagt Onkologe Kappauf. »Wenn Ärzte neue Therapien mit immer geringerem Nutzen anbieten, kommt es zur komplizenhaften Verdrängung.« Ärzte wie Patienten wollten nicht wahrhaben, dass sich der Tod manchmal nicht mehr verhindern lässt.

Die Krebstherapie ist an ihre Grenzen gestoßen. Medizinisch können bei weitem noch nicht alle Tumore gut behandelt werden. Die Prognose bei etlichen Krebsarten – etwa der Bauchspeicheldrüse, des Gehirns, der Gallenblase oder der Lunge – ist schlecht. Die immer teurer werdende Krebsversorgung hat jedoch überall auf der Welt Folgen: In ärmeren Ländern haben längst nicht alle Menschen Zugang zu einer onkologischen Versorgung. Und in den reicheren Ländern stellt sich immer häufiger die Frage, für welchen Fortschritt in der Behandlung welcher Aufwand gerechtfertigt ist. Experten haben das Dilemma in einer fast 50-seitigen Analyse nachgezeichnet.[8] Die Mediziner fordern einen radikalen Wechsel. Dass die Politik es toleriert, wenn Menschen ungleichen Zugang zur Krankenversorgung haben, könne nicht länger hingenommen werden. Auch ginge es nicht, einen kleinen Zusatznutzen in der Therapie zu jedem Preis zu akzeptieren, so die Forscher.

## Medizin mit dem Preisschild

Opfer einer Medizin mit dem Preisschild sind meist die Patienten. Es geht schließlich auf ihre Kosten, wenn in Krankenhäusern und Praxen gespart wird. Einige Konsequenzen für Kranke sind naheliegend: Wird eine Station nur von zwei statt drei Ärzten und von vier statt sechs Pflegekräften versorgt, kann die Betreuung leiden – Verwechslungen und Fehler kommen häufiger vor, wenn Personal fehlt. Zudem wird es unter Zeitdruck schwieriger, Kranke menschlich zu betreuen. Wird die Arbeit zu viel, bleibt am ehesten auf der Strecke, was wesentlich für gute Medizin ist: Zeit für Zuwendung, Zuhören und Trost.

Ein anderer Aspekt der zunehmenden Ökonomisierung im Gesundheitswesen: Immer häufiger stehen Kosten-Nutzen-Abwägungen des ärztlichen Tuns im Vordergrund. Damit sind nicht allein die gesundheitlichen Vor- und Nachteile gemeint, die eine medizinische Intervention für den Patienten hat. Krankenhausärzte erfahren von den kaufmännischen Direktoren und Geschäftsführern ihrer Kliniken regelmäßig, welche Operationen und Therapien lukrativ sind und bei welchen das Krankenhaus draufzahlt. Längst ist es üblich, dass Chefärzten von den Sparkommissaren ihrer Kliniken nahegelegt wird, bevorzugt zu behandeln, was Geld bringt. Mittlerweile bekommen mindestens 45 Prozent der leitenden Mediziner Mengenvorgaben, wie viele Operationen oder Behandlungen von ihnen erwartet werden – und einen Bonus, wenn sie das Soll erfüllen.[9] Diese Anweisungen sind nicht am Nutzen für die Patienten orientiert, sondern richten sich allein nach finanziellen Abwägungen.

»Machen Sie halt mehr Schlaganfälle und weniger MS«, bekam ein Neurologe von seinem klinikinternen Controller zu hören. Patienten mit Schlaganfall in einer spezialisierten Abteilung zu behandeln ist lukrativ. Die Betreuung von Patienten mit multipler Sklerose hingegen bringt Kliniken nicht so viel ein. Eine gut ausgestattete Intensivstation zu betreiben ist zwar teuer, doch daran verdienen die Krankenhäuser, weil beispielsweise für beatmete Patienten ein hoher Satz erstattet wird. Wirtschaftlich günstig ist zum Beispiel ein Patient mit Lungenkrebs. Er braucht alle drei bis vier Wochen eine Chemotherapie, für jeden dieser Aufenthalte von zwei bis drei Tagen kann die Klinik 2000 Euro abrechnen – zusätzlich bekommt sie Geld für die Chemotherapie. Ein Minusgeschäft: die Behandlung eines älteren Dialyse-Patienten mit chronischer Wunde am Fuß und Lungenentzündung. Er muss im Zweibettzimmer isoliert werden, ein Bett bleibt frei. Bei allen Untersuchungen muss anschließend der Raum desinfiziert werden. Die stationäre Behandlung kann schnell länger als zehn Tage dauern, dafür sind die 3500 Euro, die das Krankenhaus bekommt, keinesfalls kostendeckend.

Suchen sich Kliniken nach pekuniären Erwägungen Patienten aus, drohen ähnliche Szenarien wie bei einer privatisierten Bahn. So wie unrentable Bahnstrecken nicht mehr befahren und Bahnhöfe stillgelegt werden, gibt es auch Krankheiten, die für Klinikbetreiber unrentabel sind. In Privatkliniken ist dieser Trend bereits zu beobachten – sie bieten die Versorgung von Patienten mit manchen Leiden nicht mehr an. Oder sie beschäftigen Ärzte, die so mittelmäßig sind, dass kein Hausarzt seine Patienten zu ihnen schicken würde, und sorgen auf diese Weise dafür, dass die Klinik Menschen mit unrentablen Krankheiten nicht behandeln muss.

2008 lag der Anteil der Krankenhausbetten in Privatkliniken in Deutschland mit 14,1 Prozent erstmals höher als in den USA, jetzt sind es 18 Prozent. Auch kommunale und konfessionelle Häuser reagieren auf den Kostendruck oft mit einer verdeckten Auswahl der Patienten. Mit medizinischen Tugenden und ärztlichem Ethos hat das nichts zu tun. Die hingebungsvolle Betreuung von Kranken hat in Business-Plänen keinen Platz.

Ärzte, die ihr Tun permanent bilanzieren, neigen offenbar dazu, sich auf ein Minimum des medizinisch Notwendigen zu beschränken. Auf diese Gefahr haben die Harvard-Ärzte Pamela Hartzband und Jerome Groopman hingewiesen.[10] Die Arzt-Patienten-Beziehung ändert sich demnach, wenn Denkmuster aus der Geschäftswelt auf die Medizin übertragen werden. Empathie, Kooperation und Kollegialität blieben auf der Strecke, befürchten Hartzband und Groopman: »Die Qualität der Versorgung bemisst sich nicht allein daran, ob Kranke ihre Tabletten bekommen.«

Viele Beispiele zeigen, wie sehr sich die Einstellung ändert, wenn der finanzielle Wert einer Tätigkeit mit im Spiel ist. So helfen Passanten bereitwillig, ein Möbelstück zu tragen, wenn sie um den Gefallen gebeten werden. Bekommen sie 50 Cent dafür geboten, sind weniger Spaziergänger bereit, anzupacken. »In einer geschäftlichen Beziehung erwartet man einen Gegenwert für eine Leistung, während eine gemeinschaftliche Beziehung dadurch geprägt ist, dass man hilft, wenn man gebraucht wird – unabhängig von einer Bezahlung«, sagen Hartzband und Groopman. Natürlich sollten Ärzte anständig honoriert werden, »aber derzeit schlägt die Waage eindeutig zur ökonomischen Seite aus – auf Kosten der gemeinschaftlichen und sozialen Dimensionen der Medizin«. Es gibt zwar Ärzte, die dem Kostendruck in Krankenhäusern entfliehen und nach rein medizinischen Kriterien ihren Beruf ausüben wollen. Doch in der eigenen Praxis machen sie absurderweise die Erfahrung, dass ihre Bezahlung umso geringer ausfällt, je intensiver sie sich einem Patienten widmen. Kommen Patienten mehrmals im Quartal, wird der Arzt irgendwann gar nicht mehr für seine Arbeit honoriert. Es gilt die zynische Formel: mehr Zuwendung gleich weniger Honorar.

Im Gesundheitswesen muss sich noch viel ändern, damit der Patient stärker in den Mittelpunkt rückt. »Man sollte Ärzten nicht ständig den Geldwert ihrer Arbeit vorhalten«, so Hartzband und Groopman. »Erfolgreiche und gute Medizin entsteht durch Kooperation, Kollegialität, Teamwork – genau diese Eigenschaften werden aber untergraben, wenn das Gesundheitswesen zum Marktplatz wird.« Gute Medizin zeichnet sich nicht nur dadurch aus, dass alle Patienten die richtige Therapie bekommen. Empathie ist mindestens ebenso wichtig, wird aber durch das zunehmende Gewinnstreben bedroht.

# Die Illusion vom medizinischen Fortschritt

Der Medizin glauben wir alles, dass es vorwärtsgeht, dass wir immer gesünder werden, dass wir länger leben. Und stimmt das nicht auch? Nie ging es Kranken besser als heute: Es ist nicht lange her, da prägten Äther, Amputation und Aderlass den medizinischen Alltag. Die moderne Medizin wartet mit Kernspin, künstlichen Hüftgelenken und minimalinvasiven Operationstechniken auf. Jährlich werden weltweit mehr als eine Million medizinischer Artikel in nahezu 20000 Fachzeitschriften publiziert. Das medizinische Wissen verdoppelt sich alle fünf Jahre. Nur: für wen eigentlich? In den Fachartikeln geht es vor allem um Detailkenntnisse, die für den gewöhnlichen Hausarzt keine Konsequenzen haben. Politiker, Kassen- und Ärztefunktionäre bemühen den medizinischen Fortschritt vor allem dann, wenn es gilt, höhere Kosten und Zuzahlungen zu rechtfertigen. Doch wie steht es mit den Patienten? Hat sich ihre Situation tatsächlich verbessert?

Mediziner wissen, dass für 90 Prozent aller Diagnosen eine ausführliche Krankenbefragung und die körperliche Untersuchung reichen. Augen, Ohren, Nase, Mund und Hände sind das beste Handwerkszeug eines Arztes. Dennoch schicken viele Ärzte ihre Patienten erst zum Röntgen oder zur Kernspin- und Computertomographie, bevor sie selbst Hand anlegen.

Dieses Vertrauen in die Technik ist nicht begründet, wie man seit Jahren weiß: 1996 wurden an einem deutschen Universitätsklinikum die Fehldiagnosen ausgewertet. Fehldiagnosen aus den Jahren 1959, 1969, 1979 und 1989. In diesem Zeitraum hatten Hilfsmittel wie Ultraschall, CT und Kernspin Einzug in den medizinischen Alltag gehalten. Trotz des technischen Fortschritts ging die Zahl der Fehldiagnosen keineswegs zurück. Obduktionen ergaben, dass zwischen 1959 und 1989 der Anteil nicht oder falsch erkannter Krankheiten konstant bei etwa zehn Prozent lag.[11]

Oder Rückenschmerzen, das Volksleiden Nummer eins. Keine andere Krankheit verursacht mehr Arbeitsausfälle und Frühverrentungen. Doch in kaum einem Bereich der Medizin gibt es so große Unterschiede zwischen Befund und Befinden: In Röntgen-, CT- und Kernspin-Untersuchungen sieht man zwar bei den meisten Menschen starke Abnutzungen – aber der Verschleiß sagt wenig darüber aus, ob jemand tatsächlich Rückenbeschwerden hat. Im Rahmen einer Studie wurden Radiologen und Orthopäden Hunderte Röntgenbilder und CT-Aufnahmen gezeigt. Etwa bei jedem dritten Fall erkannten die Mediziner krankhafte Prozesse, die eine Operation erforderlich scheinen ließen. Was die Knochenexperten nicht wussten: Man hatte ihnen Aufnahmen von Beschwerdefreien vorgelegt. Fast die Hälfte aller 50-Jährigen hat sogar einen Bandscheibenvorfall und merkt nichts davon, wie die Auswertung von Röntgen- und CT-Bildern ergab. Umgekehrt gelten 90 Prozent aller Rückenschmerzen als »unspezifisch«. Es lassen sich keine Auslöser für die Schmerzen finden – auch nicht mit modernstem Gerät.

Auch die flächendeckende Versorgung mit Hightech-Medizin ist kein Segen. Eine Stadt von der Größe Münchens verfügt über etwa 20 Großpraxen, Kliniken und medizinische Zentren, die Patienten genauer auf Herzbeschwerden untersuchen können. Mit Hilfe von Herzkathetern färben Kardiologen Blutgefäße mit Kontrastmitteln und entdecken so mögliche Engstellen, die auf einen drohenden Infarkt hinweisen. Oft ist der Eingriff hilfreich, weil verengte Gefäße wieder geweitet werden. Die Zahl der Untersuchungen steigt jedoch rasant, in den USA werden heute mehr als 1,5 Millionen Patienten pro Jahr mit Herzkathetern untersucht, in Deutschland immerhin 880000. Viel zu viele, bemängeln Experten. Häufig hätten Patienten keinerlei Nutzen von der Prozedur, dafür aber Nebenwirkungen und Nachteile des Eingriffs zu ertragen. In einer Analyse aus dem Jahr 2010 zeigte sich, dass in den USA nur 37 Prozent derer, bei denen die aufwendige und teure Prozedur vorgenommen wurde, tatsächlich verengte Kranzgefäße aufwiesen.[12] Auch in Deutschland ist verschiedenen Erhebungen zufolge nur jede dritte Koronarangiographie medizinisch angemessen. Für die 1,3 Millionen Einwohner von München würden beispielsweise drei bis fünf Herzkatheter-Labore reichen. Doch keine Klinik, keine Großpraxis will auf die lukrative Untersuchung verzichten. Zu viele Patienten werden deshalb unnötig mit Herzkathetern traktiert. Das führt zu einem unangenehmen Verdünnungseffekt: Die behandelnden Ärzte haben weniger Erfahrung und Übung mit dem Eingriff, wenn sich 20 Kliniken die Arbeit teilen, die eigentlich drei oder vier Kliniken bewältigen könnten und sollten. Beides geht zu Lasten der Patienten. Dem Boom der Katheteruntersuchungen tat das allerdings keinen Abbruch. Die Zahl der Herzkatheteruntersuchungen ist im Zeitraum von 1990 bis 2010 deutschlandweit um mehr als das Viereinhalbfache gestiegen – von 193 000 auf 881 000 Eingriffe.[13]

Eine wichtige Form der medizinischen Behandlung kann darin bestehen, abzuwarten und die Kranken nicht gleich mit Tests und Pillen zu traktieren. Honoriert werden Ärzte für ihre Zurückhaltung jedoch nicht. Deshalb kommt es in der modernen Medizin zunehmend zur »Überdiagnostik« und »Übertherapie«. Gemeint sind damit Eingriffe, die das Wohlergehen der Menschen nicht verbessern. Im Gegenteil: Immer wieder werden vermeintliche Leiden therapiert, die nie Beschwerden verursacht hätten.

Prostatakrebs etwa wächst bei den meisten Männern so langsam, dass sie nie etwas davon bemerken. Zwar hat die Hälfte aller 80-Jährigen Krebszellen in der Prostata. Die große Mehrzahl dieser Männer stirbt jedoch nicht an, sondern mit dem Tumor. Wer gesund ist, wurde nur nicht ausreichend untersucht, lautet ein gängiges Motto der Mediziner. Auch die Europäische Gesellschaft für Kardiologie hat dies beherzigt, als sie 2005 ihre Leitlinien zur Vorbeugung von Herz-Kreislauf-Leiden präsentierte. Allgemeinärzte kritisierten daraufhin, mit den neuen Leitlinien und den stetig abgesenkten Grenzwerten für Blutdruck und Cholesterin würden die meisten Erwachsenen zu Patienten gemacht.[14] Untersuchungen an mehr als 60000 Norwegern haben ergeben, dass es tatsächlich kaum noch Gesunde gibt, folgt man Europas Herzexperten: Unter ihren Grenzwerten, etwa einem Blutdruck von höchstens 140 zu 90 oder einem Cholesterinspiegel von 193 Milligramm pro Deziliter Blut, bleibt nur ein Viertel aller Erwachsenen. Mehr als 90 Prozent der 50-Jährigen hätten demnach ein erhöhtes Risiko, frühzeitig einen Herzinfarkt oder einen Schlaganfall zu erleiden. Umgerechnet auf alle Erwachsenen wären es 76 Prozent.

Wem nützt es, den Großteil der Bevölkerung als Risikogruppe einzustufen? Immer häufiger ist nicht mehr nur von möglichen Komplikationen einer Erkrankung die Rede, sondern auch von Risiken der Prävention, Diagnostik oder Therapie. Die Medizin schafft sich einen Teil ihres Bedarfs selbst: Unter den Schlagwörtern »Screening« und »Risikominimierung« werden Gesunde vorbeugend untersucht und behandelt. Die Konsequenz in den Arztpraxen: immer mehr Gesunde mit Befunden ohne Bedeutung – und viele Kranke ohne Befund. Bei etlichen Ärzten grassiert das Vorurteil, dass Patienten etwas aus der Praxis oder Klinik »mitnehmen« wollen – ein Medikament, aufwendige Diagnostik, einen Eingriff. Patienten sind jedoch auch ohne Rezept zufrieden, wenn sich der Arzt Zeit genommen hat, ihre Sorgen zu zerstreuen.[15]

Bis zu 40 Prozent aller Patienten, die einen Hausarzt aufsuchen, leiden an somatoformen Störungen.[16] Das bedeutet: Der Körper signalisiert Beschwerden, ohne dass eine Ursache zu erkennen wäre. Bei Fachärzten klagen, je nach medizinischer Disziplin, bis zu 50 Prozent der Patienten über solche unerklärlichen Symptome. Wenn die Beschwerden der Patienten

chronisch werden und sie deswegen immer wieder Ärzte aufsuchen, kommt es im Mittel erst nach fünf bis sechs Jahren zu einer psychosomatischen Abklärung und Behandlung. »Dieses langwierige Doktor-Shopping ist für Ärzte wie Patienten fast immer eine frustrierende Erfahrung«, sagt Peter Henningsen, Chef der Psychosomatik an der TU München.
Dabei zeigen Erhebungen, dass neun von zehn Patienten, die mit unerklärbaren Beschwerden in die Praxis kommen, Ärzten Hinweise auf ihre persönlichen Nöte gegeben hatten.[17] Einige Patienten äußerten sogar, dass ihr Leiden vermutlich psychisch bedingt sei, sie sich gerade besonders ausgelaugt fühlten, aber keine schlüssige Erklärung für ihre Beschwerden hätten. Trotz dieser klaren Signale gingen mehr als drei Viertel der Ärzte aber nicht auf diese Gesprächsangebote ein, sondern schlugen das kleine ABC der Medizin vor – obwohl es kein Patient eingefordert hatte: Arzneimittel, Bildgebung (Röntgen, Ultraschall etc.), Chirurgie. »Man könnte eine Menge unnötiger Maßnahmen in der Medizin vermeiden, wenn Ärzte auf die psychologischen Hilfeschreie ihrer Patienten anders reagieren würden«, sagt Peter Salmon, der Hauptautor der Studie.
Jeder Test kann zu Entdeckungen führen, die einen neuen Krankheitsverdacht heraufbeschwören. Als UBOs (»unidentified bright objects«) bezeichnen Neurologen Signalunterschiede im Kernspin, die dazu verleiten, Bagatellbefunde überzubewerten, erneut abzuklären und Patienten zu verunsichern. Internisten kennen die Bestimmung von Tumormarkern und anderen Laborwerten, die wenig aussagen, aber weitere Kontrolluntersuchungen nach sich ziehen. Durch den ärztlichen Aktionismus bekommen Patienten zudem das Signal, dass sie vielleicht doch recht haben, wenn sie eine körperliche Ursache ihrer Symptome vermuten. Die Patienten fixieren sich auf ein organisches Erklärungsmodell. »Der Patient behält dann seine Emotionen für sich und lernt, besser

gleich zu sagen, wo es weh tut«, sagt Psychosomatiker Henningsen.

Alte Menschen haben aus ärztlicher Sicht komplizierte Eigenschaften: Erstens werden sie häufiger krank. Zweitens leiden sie oft an mehreren Gebrechen gleichzeitig. Allen Fortschritten zum Trotz hat sich die Medizin nur unzureichend auf ihre größte und noch wachsende Klientel eingestellt: In aktuellen Leitlinien und Therapieempfehlungen der Ärzte wird kaum berücksichtigt, dass alte Menschen anders leiden als junge.

Altersmediziner der Johns-Hopkins-Universität in Baltimore haben beschrieben, welche absurden Folgen es in der Praxis hätte, würden gängige Leitlinien immer befolgt[18]: Die Ärzte nannten als Exempel eine 79-Jährige, die an Diabetes, Bluthochdruck, chronischer Bronchitis, Osteoporose und Gelenkrheuma leidet. Eine typische Kombination in diesem Alter. Die ältere Dame müsste nach Vorstellungen der medizinischen Fachgesellschaften zu fünf verschiedenen Tageszeiten zwölf Medikamente in 19 Dosierungen einnehmen. Außerdem müsste sie ein Dutzend Empfehlungen beherzigen wie richtige Ernährung, spezielles Schuhwerk, mehr Bewegung. Obendrein widersprechen sich einige der Empfehlungen: Das Mittel gegen Gelenkrheuma schwächt zum Beispiel die Wirkung der Tabletten gegen Bluthochdruck. Auf diese Weise werden Leib und Leben der Patienten gefährdet und gleichzeitig unnötige Kosten verursacht.

Eine Befragung hat ergeben, dass sich Menschen in den USA weniger gesund fühlen als Bewohner des indischen Bundesstaates Bihar.[19] Dabei wenden Amerikaner ein Vielfaches für ihre Gesundheit auf und haben eine weit höhere Lebenserwartung. Die Deutschen geben seit Jahren zwischen zehn und elf Prozent des Bruttosozialprodukts für Gesundheit aus, doch das Land steht weder bei einschlägigen Gesundheitsparametern noch bei der Lebenserwartung auf den vorderen Plätzen. Der amerikanische Ökonom Uwe Reinhardt warnte bereits vor Jahren vor den Folgen, sollten die Gesundheitssysteme in ähnlicher Form weiter expandieren und sich an den Inhalten der Medizin nichts ändern: Die USA würden sich in ein riesiges Krankenhaus verwandeln, in dem jeder Bewohner entweder arbeite oder als Patient aufgenommen werde oder beides. Diese Prognose trifft wohl nicht nur auf die USA zu.

## Rettet die Medizin vor der Ökonomie!

Es ist ein Alarmruf, und aus ihm spricht mindestens so viel Trauer wie Empörung. Die Harvard-Mediziner Pamela Hartzband und Jerome Groopman beklagen vehement, dass sich die Heilkunde immer stärker der Ökonomie unterwerfe und Krankenhäuser zu Fabriken würden.[20] Die veränderte Sprache der Medizin spiegele die Umwertung von der individuell ausgerichteten Fürsorge zur industrialisierten Krankenbehandlung bereits deutlich wider. Patienten sind keine Patienten mehr, sondern »Kunden« oder »Konsumenten«. Ärzte und Pflegekräfte haben sich zu »medizinischen Leistungserbringern« gewandelt. In Medien, Fachmagazinen und sogar während der Visite würden diese Begriffe immer häufiger verwendet. Synonym seien sie aber keineswegs. Patient leite sich vom Lateinischen patiens ab, das bedeute so viel wie leiden und aushalten können. Der Begriff Doktor stamme von docere, was lehren bedeutet. Der Arzt leitet sich vom Griechischen iatros ab, dem Heiler. In Wortschöpfungen wie »medizinische Dienstleister« oder »Leistungserbringer« findet sich der fürsorgliche Aspekt nicht wieder.

Diese sprachlichen Veränderungen sind Ausdruck einer Krise, in der sich die Medizin in vielen wohlhabenden Ländern befindet. Archaische Begriffe wie Patient, Arzt oder Pfleger passen demnach nicht mehr in einen Krankenhausalltag, der den Fertigungsprozessen der Industrie angepasst werden soll. Auf das Verhältnis zwischen Ärzten, Pflegekräften und Patienten wirkt sich die Wortwahl aus. Diese individuelle Beziehung werde in die Begrifflichkeit von Geschäftskontakten überführt.

In Deutschland wird die Sorge vor der zunehmenden Ökonomisierung der Medizin von vielen Ärzten artikuliert. Standardisierte Verfahren wie Disease Management Programme für die Arztpraxen fassen Krankheiten zusammen, dabei kommen individuelle Eigenheiten der Kranken oft zu kurz. In Kliniken wird nach codierten Diagnosen und DRG (Diagnosis Related Groups) abgerechnet – oft verbiegen Ärzte ihre Diagnosen so lange und erfinden neue hinzu, bis sie in den Krankheitenkatalog passen. Mit dem Erleben und Befinden der Kranken hat das oft nichts mehr zu tun.

Wird der Patient zum Kunden, der etwas kauft, und wird der Arzt zum Verkäufer, drohen die wichtigen psychologischen, spirituellen und humanistischen Aspekte der Beziehung zum Patienten darüber verlorenzugehen. Dass der Doktor den Kranken lehren kann, wie es zu seiner Krankheit gekommen ist und wie er wieder gesunden kann, verschwindet hinter den Dienstleistungsbegriffen der Medizin ebenso wie die fürsorgliche Arbeit der Pflegenden.

Wird die Medizin auf die Monetik reduziert, bleibt nur die Karikatur einer Arzt-Patienten-Beziehung übrig. Der schleichende Wertewandel, der dadurch die Medizin ergreift, kann nicht überschätzt werden. Ärzte, für die merkantile Interessen im Vordergrund stehen, waren jahrhundertelang – etwa bei Molière oder Turgenejew – dem Gespött ausgesetzt und wurden als Scharlatane verhöhnt, die ihren Beruf verraten haben. Mit der Neuorientierung der Medizin geht die Geringschätzung dessen einher, was lange als »klinisches Urteil« der Ärzte hoch geachtet war. Statt die Erfahrung der Heilkundigen zu würdigen, dominieren Leitlinien – so wie in Fabriken workflow manuals. Das klinische Urteil hingegen wird als subjektiv und unwissenschaftlich diskreditiert. Dabei wird verkannt, dass es in der Medizin nie objektive Daten geben kann, sondern Befunde immer in den individuellen Kontext eingeordnet werden müssen. Auch bestimmt die Bedeutung, die der Patient seinem Leiden und seinen Genesungswünschen zuteilt, entscheidend über die weitere Vorgehensweise mit.

Begriffe wie Markt und Mehrwert haben in der Ökonomie ihren Platz, aber nicht im Krankenhaus. Ob sich der skizzierte Trend aufhalten oder gar umkehren lässt, ist zweifelhaft. Im Oktober 2011 fand in München der 10. Europäische Gesundheitskongress statt. Ein Motto der Tagung lautete: »Die neue Rolle des Patienten als Wirtschaftsfaktor«.

## Halsweh, Schnupfen, Husten: Warum gibt es kein Medikament dagegen?

Ärzte können Herzen transplantieren, künstliche Hüftgelenke einbauen, dem Gehirn beim Denken zusehen und Videokameras in so kleinen Kapseln konstruieren, dass man sie schlucken und in Echtzeit Bilder aus dem Körperinneren bestaunen kann. Beeindruckende Fortschritte. Aber ein wirksames Medikament gegen Erkältungen gibt es nicht. Nix – rein gar nichts. Gegen Husten, Schnupfen, Heiserkeit ist kein Kraut gewachsen. Warum eigentlich? Erklärungen dafür gibt es mehrere – eine medizinische und eine marktwirtschaftliche.

Der medizinische Grund: Viren sind zu schlau für den Menschen. Und es gibt zu viele von ihnen. Der grippale Infekt, die Erkältung, kann von Unterformen der Adenoviren, der Rhinoviren, der Enteroviren und nicht zu vergessen der Paramyxoviren ausgelöst werden. Und dann gibt es noch Ausnahmen, in denen die Erkältung durch andere Erreger übertragen wird. Aber selbst wenn man sich auf einen Erreger konzentriert, gelingt ein Therapieerfolg kaum: Viren sind viel zu tückisch, weil sie sich immer wieder gekonnt den Abwehrattacken der Mediziner entziehen. Was auch probiert wird – gegen die Wandlungsfähigkeit der Erreger und ihr Anpassungstalent blieb bisher jedes Medikament machtlos.

Die Überlegenheit der Viren gegenüber Arzneien liegt manchmal in einer gewissen Schlampigkeit der Erreger begründet. Denn bei ihrer Vermehrung kommt es immer wieder zu kleinen Kopier- und Ablesefehlern im Erbgut. Deshalb entstehen während der Vervielfältigung der Viren immer neue Varianten, die sich in ihrem Aufbau und ihren Eigenschaften von den bisher bekannten ein wenig unterscheiden. Mal angenommen, es gäbe eine erfolgversprechende Therapie: Nach ein paar Vermehrungszyklen wäre sie schon wieder wirkungslos.

Aus marktwirtschaftlicher Sicht ist die Antwort noch eindeutiger: Wer will überhaupt ein Mittel gegen Erkältungen? Es gibt mindestens so viele Hustensäfte, Schnupfensprays und Halstabletten wie Unterwäschekollektionen – und manche davon sind ähnlich teuer, aber weitaus wirkungsloser. Keines dieser Mittel hilft, was immer wieder Anlass gibt, neue Säfte, Sprays und Pillen auf den Markt zu bringen und auszuprobieren.

Der verrotzte Konsument staunt und kauft – und merkt bald, dass es schon wieder nichts bringt. Spätestens bei der nächsten Erkältung kauft er das neue Präparat. Und was wäre mit den Hunderten Vitamintabletten, -präparaten und -lösungen, die ein Drittel aller erwachsenen Deutschen einzig zu dem Zweck nimmt, keine Erkältung zu bekommen? Die bringen zwar medizinisch rein gar nichts, was wissenschaftlich längst erwiesen ist, aber der Milliardenumsatz für die Hersteller allein in Deutschland ist unbestritten.

# Nur zur Sicherheit – der alte Mann und das Mehr

Die Geschichte beginnt wie ein Märchen, sie hat sich jedoch tatsächlich so zugetragen: Es war einmal ein älterer Herr, um die 80. Er arbeitete gern im Garten. Eines Tages bemerkte er eine Schwellung in seiner Leiste; seine Frau ermutigte ihn, zum Arzt zu gehen. Der Hausarzt diagnostizierte einen Leistenbruch und riet zur Operation.

Während der Vorbereitungen im Krankenhaus bemerkten die Ärzte Auffälligkeiten im EKG. Die Herzkranzgefäße des älteren Herrn waren offenbar verengt, er würde eine Bypass-Operation benötigen. Vor einem solchen Eingriff werden routinemäßig die Blutgefäße untersucht – die Halsschlagader war ebenfalls verengt, das musste vor der Herzoperation behoben werden. Dazu wurde die Arterie von innen ausgeschält, ein Routineeingriff.

Leider löste sich dabei ein kleines Blutgerinnsel, trieb zum Kopf und verursachte einen Schlaganfall. Der Mann war halbseitig gelähmt und konnte nicht sprechen. In der Reha erholte er sich aber schnell wieder. Nach einem halben Jahr konnte sein Herz operiert werden, er bekam endlich die neuen Bypässe.

Ein Jahr nachdem er die Beule in der Leiste bemerkt hatte, ging es ihm schon wieder besser. Auf der Seite, die gelähmt war, war er jedoch noch etwas geschwächt. Seinen Leistenbruch hatten die Ärzte immer noch nicht operiert, wozu auch: Er war ja jetzt nicht mehr so mobil.

# Weniger ist mehr

## Aufhören!
## Ärzte warnen vor zu viel Medizin

Jetzt ziehen sie die Notbremse. Unabhängige Ärzte wissen zwar schon länger, dass viele Untersuchungen und Behandlungen in der Medizin überflüssig sind. Doch so geballt wie im Mai 2011 war selten zu lesen, dass Medizin mehr schaden als nutzen kann.[1] Die amerikanische Ärztevereinigung National Physicians Alliance (NPA) hat eine Liste für die Allgemeinmedizin, die Innere Medizin und die Kinderheilkunde erstellt, der Ärzte wie Patienten entnehmen können, welche Tests und Therapien unnötig sind und mehr schaden als nutzen. Ziel ist es, die Qualität der Versorgung zu verbessern und Risiken für Patienten zu vermeiden.

So viel ist klar: Ärzte würden Patienten besser behandeln, wenn sie auf etliche Untersuchungen und Therapien verzichteten. Viele routinemäßig verordnete Röntgenbilder, Bluttests, Gesundheitschecks und Antibiotika seien überflüssig, oder der Schaden sei sogar größer als der Nutzen, so die NPA. Die Organisation hat mit Unterstützung weiterer Medizinerverbände einen Appell veröffentlicht, in dem sie auf unnötige, aber häufige Untersuchungen und Behandlungen hinweist, wie sie auch in Deutschland üblich sind.

Die Beispiele stammen aus dem medizinischen Alltag: Bei Rückenschmerzen ist beispielsweise kein Röntgenbild, Kernspin oder CT innerhalb der ersten sechs Wochen nötig. Davon ausgenommen sind Patienten mit Lähmungen oder schweren

Grunderkrankungen. Kreuzschmerzen verschwinden in der Mehrzahl von allein wieder. Zudem hat die frühe Bildgebung keine Vorteile für den weiteren Verlauf des Leidens.

Bei gesunden, beschwerdefreien Erwachsenen sind keine Routineblut- oder Urintests nötig. Bei jedem Arztbesuch automatisch die Laborwerte zu bestimmen ist überflüssig und führt nicht dazu, dass Krankheiten früher entdeckt oder besser behandelt werden. Bei älteren Patienten mit Bluthochdruck kann es hingegen sinnvoll sein, auf Typ-2-Diabetes und entgleisten Fettstoffwechsel zu testen.

Ein EKG ist bei symptomlosen Patienten ohne besonderes Risiko nicht nötig. Dadurch verbessert sich der Verlauf und ihre Prognose bei womöglich verengten Kranzgefäßen nicht. Unklare Befunde sind jedoch so häufig, dass sie weitere invasive Untersuchungen nach sich ziehen, zu weiteren Fehldiagnosen und einer Übertherapie führen. Ärztegremien kommen daher zu dem Schluss, dass der Schaden den Nutzen überwiegt.

Bei banalen Atemwegsinfekten sollte auf Antibiotika verzichtet werden. Entzündungen der Nebenhöhlen sollten erst mit Antibiotika behandelt werden, wenn eitriger Ausfluss und starke Schmerzen länger als sieben Tage anhalten. Die meisten dieser Infektionen werden von Viren ausgelöst, und diese reagieren nicht auf Antibiotika. Gleiches gilt für Halsentzündungen bei Kindern, die fast immer viral bedingt sind. Nur wenn Streptokokken nachgewiesen sind, sollten Antibiotika gegeben werden. Trotz dieser schon länger bekannten Empfehlungen halten sich mehr als die Hälfte der Ärzte nicht daran. Patienten leiden unter den Nebenwirkungen, die Antibiotika werden resistent und die Umwelt belastet.

Ein Abstrich am Gebärmutterhals ist bei Frauen unter 21 Jahren nicht nötig. In jungen Jahren bilden sich die meisten Zellveränderungen von allein zurück, deshalb führen Tests bei jungen Frauen nur zu Verunsicherung und unnötigen Folgeuntersuchungen. Erstaunlicherweise werden auch bei etlichen Frauen, denen aufgrund gutartiger Wucherungen die Gebärmutter entfernt wurde, Abstriche genommen. Das ist überflüssig, auch wenn bei der Operation ein Teil des Gebärmutterhalses erhalten geblieben ist.

Bei Frauen unter 65 Jahren und Männern unter 70 ist die Knochendichtemessung unnötig. Es gehört zum normalen Alterungsprozess, dass Knochen dünner werden – für sich genommen stellt das keine Gefährdung dar. Nur wenn bestimmte Risikofaktoren vorliegen, können eine frühere Diagnostik und Therapie gerechtfertigt sein. Dazu gehören Knochenbrüche nach leichten Einwirkungen, langfristige Einnahme von Steroiden, Ernährung mit wenig Kalzium oder Vitamin D, Alkoholismus, starker Nikotinkonsum und ein graziler Knochenbau.

Fettsenkende Medikamente sollten nicht nach dem Gießkannenprinzip allen älteren Menschen verordnet werden. Durch immer niedrigere Grenzwerte wurde die Mehrzahl der Erwachsenen zu behandlungsbedürftigen Patienten erklärt. Ist eine Therapie nötig, um die Lipide im Blut zu senken, erfüllen günstige Generika den gleichen Zweck wie überteuerte Markenprodukte.

Wenn Kinder auf den Kopf fallen und nicht bewusstlos sind, ist meist keine Bildgebung notwendig. Werden dennoch Röntgen-, Kernspin- oder CT-Aufnahmen angefertigt, lassen sich selten Folgen des Sturzes entdecken – und wenn, müssen sie zumeist nicht behandelt werden. Kritischer wird es, wenn die Kinder benommen, jünger als zwei Jahre alt sind, äußere Verletzungen aufweisen, der Sturz sich aus mehr als einem Meter Höhe ereignete oder Hinweise auf größere Verletzungen oder kognitive Einschränkungen vorliegen. Werden die Kinder frühzeitig Röntgenstrahlen ausgesetzt, steigt ihr Krebsrisiko übermäßig – von 1400 Kindern, bei denen ein Schädel-CT angefertigt wurde, bekommt eines später aus diesem Grund einen Tumor.

Bei chronischer Mittelohrentzündung sollten Kinder nicht gleich ins Krankenhaus. In den meisten Fällen heilt die Erkrankung innerhalb der ersten drei Monate von allein – ohne Nebenwirkungen und Komplikationen. Nur wenn Kinder neurologische Auffälligkeiten zeigen, zusätzlich Sprach- oder Lernprobleme auftreten oder Verformungen des Trommelfells befürchtet werden, sollten klinische Experten hinzugezogen werden.

Die Top-5-Liste der überflüssigen Maßnahmen und die Empfehlungen der amerikanischen Experten beruhen auf exzellenten internationalen Studien. Sie stimmen in ihrer Einschätzung mit unabhängigen europäischen Medizinern überein, die seit Jahren vor Überdiagnose und Übertherapie in Kliniken wie Praxen warnen. Für Jürgen Windeler, Leiter des Instituts für Qualität und Wirtschaftlichkeit im Gesundheitswesen (IQWiG), ist es selbstverständlich, dass »Ärzte auf Untersuchungen und Behandlungen verzichten, die nicht sinnvoll sind – das ist für Patienten ein Gewinn an Lebensqualität«. Diagnostik und Therapie nach dem Gießkannenprinzip könnten für Patienten sogar gefährlich sein. »Jcdc mcdizinische Intervention muss gut begründet sein, sonst kann der Schaden den Nutzen überwiegen«, sagt Gerd Antes, der das Cochrane-Zentrum zur Bewertung medizinischer Studien in Freiburg leitet. Und nur so könnten ausreichend Mittel für diejenigen medizinischen Maßnahmen zur Verfügung stehen, die tatsächlich hilfreich sind. »An Ärzte stellt es erhöhte Anforderungen, sich mit den wissenschaftlichen Grundlagen ihres Tuns auseinanderzusetzen – und Patienten müssen aus ihrer passiven Anspruchshaltung herauskommen. Beide Seiten können aber nur davon profitieren.«

# Brustkrebs abgesetzt: Weniger Hormone – weniger Tumore

Als 2002 eine umfangreiche amerikanische Untersuchung zeigte, dass die Hormongabe in den Wechseljahren mehr schaden als nutzen kann, reagierten viele Gynäkologen und vor allem ihre Berufsverbände empört. Die sogenannte WHI-Studie an 16000 Frauen hatte gezeigt, dass Frauen, die Hormone gegen ihre Beschwerden einnahmen, häufiger Infarkte, Thrombosen, Schlaganfälle und Brustkrebs bekamen als Frauen in jener Vergleichsgruppe, die ein Scheinpräparat schluckten.[2] Der Unterschied war so auffällig, dass die Untersuchung vorzeitig abgebrochen werden musste. Die National Institutes of Health (NIH) der USA zogen die Notbremse. Sie empfahlen Ärzten, die Notwendigkeit der Hormonbehandlung zu überprüfen, und warnten vor deren langfristigem Einsatz. Die umfangreiche Million-Women-Studie aus Großbritannien bekräftigte die Risiken.[3] So kamen die britischen Forscher zu dem Schluss, dass »20000 zusätzliche Brusttumore« in den letzten zehn Jahren in England auf die Hormontherapie zurückzuführen seien. Eberhard Greiser, damals Leiter des Instituts für Präventionsforschung und Sozialmedizin in Bremen, errechnete anhand der englischen Studie sowie der Krebsregister des Saarlandes, Bremens und Münchens, dass 10000 der jährlich rund 48000 Brustkrebsfälle in Deutschland durch die Einnahme von Hormonen in den Wechseljahren bedingt seien.

In Deutschland warnte das Bundesinstitut für Arzneimittel und Medizinprodukte zwar die Patientinnen. Es ordnete wenige Tage nach Erscheinen der britischen Studie an, die nicht wegzudiskutierenden Risiken für Herzkrankheiten, Schlaganfall, Brustkrebs, Eierstockkrebs und Thrombosen zum 1. November 2003 in die Beipackzettel der Hormonpräparate aufzunehmen. Außerdem wurde empfohlen, die

Behandlung nur bei ausgeprägten Beschwerden und, wenn überhaupt, dann so kurz und so niedrig dosiert wie möglich durchzuführen – und »nur nach ausführlicher Aufklärung der Patientin über die bereits im ersten Anwendungsjahr zu erwartenden schwerwiegenden Risiken«. Die traditionell kritisch eingestellte Arzneimittelkommission der deutschen Ärzteschaft wurde sogar noch deutlicher. Es sei nicht auszuschließen, dass die Hormontherapie bisher mit dem Ziel propagiert wurde, »neue Bedürfnisse, Nachfragen und Indikationen zu generieren«, schrieb die Kommission, um »einen natürlichen Lebensabschnitt wie die Menopause in eine behandlungsbedürftige Hormonmangelkrankheit umzudeuten«.

Doch die Frauenärzte selbst wollten alles beim Alten lassen. Fachverbände schickten – sekundiert von der Pharmafirma Schering und anderen Hormonherstellern – abwiegelnde Stellungnahmen und warnten davor, übereilt die Präparate abzusetzen. Der Berufsverband der Frauenärzte hatte für seine 14000 Mitglieder einen Brief zur Auslage im Wartezimmer erstellt, dessen erster Entwurf direkt von Hormonhersteller Schering verfasst wurde.[4] Darin wird der »sehr verehrten Patientin« mitgeteilt, dass sich die US-Ergebnisse kaum auf Deutschland übertragen ließen. Lapidar hieß es, die WHI-Studie habe »keine Senkung der Herz-Kreislauf-Erkrankungen« erbracht. Thrombosen, Embolien und Herzinfarkte wurden verschwiegen. Die Zunahme der Brustkrebserkrankungen nach Hormongabe wird geradezu zynisch als Vorteil interpretiert: Solche Tumore könnten »durch das beschleunigte Wachstum früher erkannt und entfernt« werden.

Die Frauen glaubten den abwiegelnden Beschwörungen nicht. Nach den aufsehenerregenden Befunden setzten viele weltweit die Präparate ab. In den folgenden Jahren belegten Untersuchungen, dass gleichzeitig mit dem Rückgang der Hormoneinnahme nach 2002 Frauen auch seltener an Brustkrebs erkrankt sind. Krebsexperten aus Toronto zeigten beispielsweise, wie parallel die Entwicklung in Kanada verlief.[5] Zwischen 2002 und 2004 nahmen 12,7 Prozent weniger Frauen Hormonpräparate ein. Im gleichen Zeitraum erkrankten dort 9,6 Prozent weniger Frauen an Tumoren der Brust. »Die wahrscheinlichste Erklärung für den Rückgang ist der Rückgang der Hormontherapie«, schreiben die Autoren.

Einen kausalen Zusammenhang konnten die Forscher zwar nicht herstellen. Aber andere Ursachen sind unwahrscheinlich, so ist etwa die Häufigkeit von Mammographien im Untersuchungszeitraum gleich geblieben. Für die USA hatten Forscher 2006 bereits einen Rückgang der Brustkrebsfälle um sieben Prozent gezeigt, seit dort die Hormoneinnahme in die Kritik geriet. In Großbritannien ging die Anzahl der Tumore seit 2002 ebenfalls zurück. In Deutschland zeigen Erhebungen der Krebsregister in Saarland und Schleswig-Holstein, dass dort etwa neun Prozent weniger Frauen an Brustkrebs erkrankten. Genauer kann man es für Deutschland leider nicht sagen, da es bis heute kein flächendeckendes Krebsregister gibt.

## Vorbeugung gegen Lungenkrebs? Durchleuchtet ohne Nutzen

In manchen Kliniken gehört der sogenannte Röntgenthorax zur Routineuntersuchung, wenn ältere Patienten neu aufgenommen werden. Plausibel klingt das ja: Wird ein Tumor früher erkannt und schneller behandelt, müssten schließlich auch Lebenserwartung und -qualität steigen. Beweisen ließ sich das bisher aber nicht. Doch Lungenexperten wissen mittlerweile, dass die jährliche Röntgenaufnahme des Brustkorbs nicht dazu führt, dass Menschen seltener an Lungenkrebs sterben.[6] »Der Nutzen dieser Art von Screening ist nicht erwiesen«, konstatieren die Autoren einer großen Untersuchung.

Das Ärzteteam um Martin Oken hatte fast 155 000 Freiwillige im Alter zwischen 55 und 74 Jahren untersucht. Bei der Hälfte wurde vier Jahre hintereinander je eine Röntgenaufnahme der Lunge angefertigt, bei der anderen Hälfte verzichtete man auf diese Untersuchung, sie suchten nur bei Beschwerden den Arzt auf. Einen Unterschied machte das regelmäßige Röntgen nicht. In beiden Gruppen wurden während der 13-jährigen Nachbeobachtungszeit ähnlich viele Tumore entdeckt. Wessen Lunge zuvor regelmäßig durchleuchtet worden war, der überlebte Lungenkrebs auch nicht länger oder in besserem Zustand als Teilnehmer der Vergleichsgruppe. Lungentumore sind in den Industrieländern wie auch weltweit die Krebsformen, die am meisten Todesopfer fordern. »Wir können diese Frage endlich als beantwortet zu den Akten legen«, sagt Harold Sox von der Dartmouth Medical School. »Das Screening auf Lungenkrebs mit Röntgen des Brustkorbs bringt nichts.«[7]

## Wie viel Mammographie?

In den USA ist ein Streit um die weibliche Brust entbrannt. Ärzte sind uneinig darüber, in welchem Alter und wie oft Frauen die Früherkennung auf Krebs wahrnehmen und sich mammographieren lassen sollten. Anlass ist eine Empfehlung der U. S. Preventive Services Task Force. Das Expertengremium für Vorsorge kam 2009 zu dem Ergebnis, dass die Röntgenuntersuchung frühestens im Alter von 50 Jahren und nicht schon mit 40 zum Standard werden sollte.[8] Im Alter zwischen 50 und 74 reiche auch eine Untersuchung im Abstand von zwei Jahren statt der jährlichen Kontrolle.

Dass die Empfehlungen revidiert wurden, hat zu aufgeregten Reaktionen geführt. Republikanische Politiker witterten Rationierung unter Obama, Gynäkologen und Radiologen fürchteten um Einnahmen. Kritische Ärzte begrüßten hingegen, dass endlich der aktuelle Stand der Wissenschaft umgesetzt wird. Denn Frauen zwischen 40 und 50 profitieren kaum von der Mammographie. In diesem Alter ist Brustkrebs selten und schwer zu entdecken, weswegen Ergebnisse oft falsch ausfallen und weitere Tests nötig sind. Als »Überdiagnose« wird der Mix aus unnötigen Untersuchungen, Krebsangst und überflüssigen Behandlungen bezeichnet.

In Kampagnen für die Früherkennung wird so getan, als ob sich Krebs durch Vorsorge verhindern ließe. Verhindern lässt er sich dadurch nicht – womöglich wird er nur früher entdeckt, weswegen der Begriff Vorsorge auch missverständlich ist. Das muss allerdings nicht von Nutzen für die betroffene Frau sein. Vielmehr kommt es auf Art und Wachstum des Tumors an: Viele Wissenschaftler teilen Krebs in drei unterschiedliche Krankheiten ein: Eine Tumorart wächst so schnell und aggressiv, dass man nichts dagegen tun kann – dann führt Früherkennung, die sich Vorsorge nennt, nur dazu, dass Sorgen vorverlegt werden und die Frauen länger leiden. Die zweite Krebsart wächst so langsam, dass sie nie Beschwerden verursacht. Wird sie früh durch Screening entdeckt, folgen oft unnötige Untersuchungen und Behandlungen – und das für einen Krebs, der zeitlebens nie Beschwerden verursacht hätte. Nur die dritte Krebsform wächst so, dass sie geheilt werden kann, wenn sie früh genug entdeckt wird. Dann ist Früherkennung sinnvoll. Bei Brustkrebs gehören aber nur 15 Prozent der tödlichen Tumore zu der letzten Gruppe. Da es beim Screening der Brust aber viele Fehlalarme gibt und Verdichtungen im Gewebe fälschlicherweise als Krebs bezeichnet werden, ist die Mammographie aus Sicht mancher Experten überhaupt nicht zu empfehlen. Der Schaden sei größer als der Nutzen, wenn alle falschen Ergebnisse sowie die überflüssigen Therapien zusammengezählt würden, argumentiert Peter Gøtzsche, Leiter des Cochrane-Zentrums in Kopenhagen.[9]

## Risiko Stent – Gefahren der Gefäßstütze

Der Eingriff klingt so sinnvoll – und hilft doch nicht besser als Tabletten. Ein Stent, wie die Gefäßstützen aus Metall oder Kunststoff genannt werden, soll zwar Arterien offen halten. Patienten mit Koronarer Herzkrankheit (KHK) erleiden jedoch nach der Stent-Einlage ähnlich häufig Todesfälle, Infarkte und Gefäßverschlüsse wie jene Kranken, die lediglich Medikamente erhalten. »Bei stabiler KHK gibt es keinen Beleg für einen zusätzlichen Nutzen der Stents gegenüber einer Therapie mit Medikamenten«, sagen Kardiologen der Uni Stony Brook.[10]

Kathleen Stergiopoulos und David Brown haben Daten von 7200 Patienten ausgewertet. In viereinhalb Jahren starben 8,9 Prozent der Patienten in der Stent-Gruppe im Vergleich zu 9,1 Prozent jener Kranken, die Medikamente erhielten. Einen Infarkt erlitten 8,9 Prozent der Patienten mit Stents und 8,1 Prozent der Kranken, die nur mit Medikamenten behandelt wurden. In beiden Gruppen verschlossen sich bei Patienten ähnlich oft die Herzkranzgefäße erneut. Angina-Pectoris-Beschwerden bestanden bei 29 beziehungsweise 33 Prozent der Patienten auch weiterhin. Alle diese Unterschiede fielen so gering aus, dass sie nicht als statistisch aussagekräftig gelten.

Der Kardiologe William Boden sieht »keinerlei belegbare Vorteile der Stents bei einer KHK« und kritisiert die Praxis vieler Kardiologen, trotzdem die teuren Gefäßstützen einer Tablettenbehandlung vorzuziehen: »Während Ärzte nach außen das Loblied auf die evidenzbasierte Medizin singen, nehmen sie oft in Wahrheit nur die Studien zur Kenntnis, die ihre Vorlieben unterstützen. Und sie ignorieren, was ihrem eigenen Vorgehen widerspricht oder unpopulär erscheint«, so der Mediziner.[11] »Natürlich verdienen Ärzte wie Kliniken mehr an invasiven Verfahren – alle Anreize fördern die Verwendung von mehr Stents.«

Die Studie ist in der Serie »Less is more« erschienen. »Mehr als eine Million Stents werden jährlich allein in den USA bei Patienten mit KHK gelegt«, sagt Herausgeberin Rita Redberg. »Doch nur die Hälfte aller Patienten ist zuvor mit Medikamenten behandelt worden.« Sechs bis acht Milliarden Dollar jährlich könnten eingespart werden, wenn auf unnötige Stents verzichtet würde. Frühere Studien – darunter vom Deutschen Herzzentrum München – hätten den Nutzen der Stents bei stabiler KHK unangemessen positiv dargestellt. Kein Wunder, denn die lukrative Untersuchung boomt auch in Deutschland: Die Zahl der Eingriffe hat sich im Zeitraum zwischen 1990 und 2010 von 33 000 auf mehr als 325 000 erhöht und damit nahezu verzehnfacht.[12]

2009 hatte ein internationales Ärzteteam bereits gezeigt, dass viele der etwa 600 Euro teuren Gefäßstützen überflüssig sind und Patienten in Gefahr bringen.[13] Die Mediziner um Pim Tonino vom Catharina-Krankenhaus im niederländischen Eindhoven hatten 1000 Patienten mit mehrfacher Koronarverengung untersucht. Bei der Hälfte wurde wie üblich das verstopfte Herzkranzgefäß geweitet und ein Stent eingesetzt. Bei der anderen Hälfte wurde zuvor die fraktionale Flussreserve (FFR) gemessen. Mit dieser Methode lassen sich während der Gefäßerweiterung Druckunterschiede vor und hinter der Engstelle bestimmen. Sie zeigen, ob die Gefäßverkalkung nur bedrohlich aussieht oder es tatsächlich ist. Erst wenn der Druck hinter der Verengung weniger als 80 Prozent betrug, wurde ein Stent eingesetzt. »Die Gefäßdarstellung im Röntgenbild verrät leider nicht immer, ob ein Stent überhaupt nötig ist«, sagt William Fearon, der das Forscherteam geleitet hat.

Bei konventionell behandelten Patienten wurden im Mittel 2,7 Stents eingesetzt, bei jenen, deren FFR bestimmt wurde, waren es nur 1,9. Den Patienten bekam die Zurückhaltung gut: Nach einem Jahr waren in der Gruppe, in der kein FFR gemessen wurde, 18 Prozent der Patienten gestorben, hatten

einen Infarkt oder benötigten neue Stents. In der Vergleichsgruppe kam es hingegen nur bei 13 Prozent der Patienten zu Zwischenfällen. »Ein Rückgang der Komplikationen um 30 bis 40 Prozent ist beeindruckend«, sagt Nico Pijls, der an der Studie beteiligt war.
»Bei der Gefäßaufdehnung kann man messen, ob die Engstellung wirklich das Herz bedroht«, sagt Fearon. »Dann gegebenenfalls auf Stents zu verzichten spart nicht nur Geld, sondern kann für Patienten auch sicherer sein.« Der Kardiologe Stephen Ellis aus Cleveland will, dass andere Ärzte und Forschergruppen weiter der Frage nachgehen, wie sinnvoll auch in diesem Fall die Zurückhaltung bei dem Eingriff ist.[14]

## Unnötige OP, unnützes Röntgen – hoffentlich nicht privatversichert

Kommt ein Kassenpatient zum Arzt. Er hat Stress im Büro, Ärger mit der Frau und Bauchschmerzen. Der Arzt drückt auf dem Bauch herum, sagt, »das wird schon wieder« und »gönnen Sie sich mal ein paar Tage Ruhe«. Auf Wiedersehen im nächsten Quartal.
Kommt ein Privatpatient zum Arzt. Er hat Stress im Büro, Ärger mit der Frau und Bauchschmerzen. Der Arzt nimmt Blut ab, macht Ultraschall von Bauch und Herz (»Sie sind jetzt in dem Alter«), den Helicobacter-Atemtest, den Laktosetoleranztest und schreibt den Patienten sofort zur Darm- und zur Magenspiegelung ein. »Vorerst kommen wir ohne Kernspin aus«, sagt der Arzt. »Aber wir müssen dranbleiben, die Ursache finden wir schon.« Bis morgen.
Der Kassenpatient hat noch etwas Magengrummeln, dann schläft er aus, und es geht ihm wieder gut. Der Privatpatient fühlt sich erstklassig betreut und hält den Arzt für gut und gründlich. Sein Bauch drückt noch etwas, er macht sich Sor-

gen, ob nicht Schlimmeres dahintersteckt. Er schläft schlecht, muss sich bei der Arbeit abmelden, denn er hat Arzttermine für den Rest der Woche. Bei ihm wird nichts Gefährliches gefunden, nur Polypen (»die müssen wir regelmäßig kontrollieren«), leicht erhöhte Harnsäure- und Cholesterinspiegel (»sollten wir medikamentös richtig einstellen, da sehen wir uns öfter«) und eine Neigung zur Laktose-Intoleranz (»diätetisch können wir da was machen«).

Zwei Männer mit ähnlichen Beschwerden. Zwei Männer, die eigentlich kerngesund sind. Nur ist der eine privat versichert, der andere nicht.

Hat sich schon jemand bei den Privatversicherten bedankt? Nein? Dabei sind sie es, die den medizinischen Fortschritt ermöglichen. Sie lassen unbewiesene Therapien über sich ergehen, schlucken neue Medikamente, machen jeden Test mit und opfern sich für alle anderen auf. Sonst traut sich ja keiner. Die 8,6 Millionen Privatversicherten im Land – gerade zehn Prozent der Bevölkerung – zahlen sogar höhere Beiträge für die Opfer, die sie bringen. Bravo! Privatversicherte sind die Märtyrer der Medizin.

Die heutigen Ärzte haben die löbliche Tradition des Selbstversuchs ja schleifenlassen. Keiner in Sicht wie Max Pettenkofer. Der Hygiene-Professor schluckte 1892 freiwillig Cholera-Brühe, weil er überzeugt war, dass die Erreger ihm nichts tun würden. Da irrte er gewaltig, überlebte aber trotzdem. Oder Werner Forßmann – er stach sich 1929 einen selbstgebastelten Katheter in die Ellenbeuge, schob ihn bis zum Herz vor, ging in die Röntgenabteilung und machte eine Aufnahme. Sein Chef, der berühmte Chirurg Ferdinand Sauerbruch, schmiss ihn sofort raus. 1956 erhielt Forßmann den Nobelpreis.

Heute müssen für unbewiesene Therapien die Privatpatienten ran. Also nochmals: Danke, liebe Privatversicherte!

Dafür werden sie zuvorkommender behandelt. Einen schönen

Satz sagt Peter Sawicki, bis 2010 Leiter des Instituts für Qualität und Wirtschaftlichkeit im Gesundheitswesen, zum Thema: »Privat Versicherte warten kürzer auf unnötige Operationen und überflüssige Röntgenaufnahmen.« Eine Freundin des Autors drückt es auch originell aus: »Seit ich privat versichert bin, nehmen sich die Ärzte mehr Zeit, um mir von ihrem Ärger über das Gesundheitswesen zu erzählen.«

Es lässt sich statistisch, anekdotisch und mit Beispielen aus dem Ausland zeigen, was Privatpatienten alles mitmachen müssen – und dass ihnen das nicht unbedingt guttut.

Erst zur Statistik: Jährlich werden die Daten zur medizinischen Versorgung in Deutschland erhoben und mit anderen Ländern verglichen. Die Analysen zeigen, dass Privatversicherte häufiger zum Facharzt gehen, länger im Krankenhaus behandelt und häufiger operiert werden. Die Operationen scheinen in vielen Fällen nicht nötig zu sein, denn Privatpatienten geht es keineswegs besser. 33 Prozent der Privatversicherten berichten von Doppeluntersuchungen in kurzer Zeit. Unter den gesetzlich Versicherten sind es 18 Prozent. Privatpatienten bekommen auch häufiger neue Arzneien, die noch nicht lange erprobt und deshalb potentiell gefährlicher sind.[15]

Privatversicherten wird öfter das Knie gespiegelt. Dabei werden Knochenwülste abgefräst, und das Gelenk wird gespült. Der Orthopäde Bruce Moseley hat gezeigt, wie fragwürdig der Eingriff ist. Er teilte Patienten mit Knieschmerzen in Gruppen ein. Eine bekam das Gelenk geglättet, die zweite gespült, bei der dritten ritzte Moseley nur die Haut ein, wo der Schlauch eingeführt wird; dazu kamen Spülgeräusche vom Tonband. Ein Jahr später ging es den Operierten nicht besser als jenen, die nur zum Schein behandelt wurden.[16]

Nicht jeden erwischt es so schlimm wie den Hypochonder, der privat versichert ist – eine gefährliche Kombination. Seine Tochter, ebenfalls privat versichert, bekam Bauchschmerzen.

Die Hausärztin beruhigte die Familie und schickte sie nach Hause – fast. Im Rausgehen riet sie den Eltern, in der Klinik klären zu lassen, ob nicht der Wurmfortsatz vereitert sei. Zur Sicherheit, man wisse ja nie.
Wenn Ärzte sagen, sie machen etwas »zur Sicherheit«, folgt grundsätzlich die große Verunsicherung.
Die Ärzte fanden bei dem Mädchen nichts Krankhaftes, rieten aber dazu, »zur Sicherheit« das Kind fünf Tage in der Klinik zu behalten. Nur mit Mühe und unter der Maximaldrohung »Sie verlassen das Krankenhaus gegen ärztlichen Rat« verließ die Familie die Klinik. Am nächsten Morgen konnte das Mädchen wieder in die Schule.
Ein anderer Privatpatient ging mit Rückenschmerzen zum Arzt. Zwei Tage später sollte er zum Kernspin wiederkommen. Mehr als 90 Prozent aller Rückenschmerzen verschwinden von allein, aber »um akute Ereignisse auszuschließen«, ließ der Arzt sofort eine Röntgenaufnahme anfertigen. Was für ein Unsinn! Zweimal Bilder, einmal davon mit unnötiger Strahlenbelastung. Beides hätte man dem Patienten ersparen können.
Jeder Arzt würde beim Bier zugeben, dass Privatpatienten zu viel überflüssiger Medizin ausgesetzt werden. Öffentlich sagen das nur wenige. »Die ausufernde Anwendung von gefährlicher Diagnostik und Therapie des Geldes wegen ist längst eine Gefahr für Privatversicherte«, sagt Ellis Huber, Ex-Präsident der Berliner Ärztekammer. Seit kurzem gibt es die Begriffe Überdiagnostik und Übertherapie. Das heißt, Veränderungen im Körper werden erkannt und behandelt, von denen die Menschen nie etwas bemerkt hätten.
In der Talkshow von Anne Will saß zu einem Medizin-Thema ein Rentner-Paar auf dem Betroffenen-Sofa. Beide waren empört, dass sie für ihren gestiegenen Kassenbeitrag nicht mehr Leistung erhielten. Wer mehr zahlt, soll mehr Medizin haben, so ihre Logik. Viele Menschen glauben, dass es von Vorteil ist,

wenn man mehr von etwas bekommt. Für Geld und Liebe mag das stimmen. Für Bauchfett und Schulden nicht. Auch nicht für die Medizin.
Ein einfacher Vergleich zeigt das. In Deutschland gehen die Menschen 18-mal im Jahr zum Arzt. Norweger gehen nur drei- bis viermal jährlich, und das liegt nicht daran, dass sie gesünder sind oder der Weg über die Fjorde so weit ist. Norwegische Ärzte bekommen eine Einschreibepauschale für ihre Patienten. Sie erhalten gleich viel Geld, egal, ob die Menschen gar nicht kommen, einmal im Jahr oder einmal in der Woche. Das fördert Medizin, die Patienten nutzt, nicht schadet. Es besteht also kein Grund – wie in Deutschland –, das Rezept für die Antibabypille für drei Monate auszuschreiben, damit in jedem Quartal ein Besuch fällig ist und Kontrollen »zur Sicherheit« angeboten werden können. Es reicht die Halbjahrespackung, die es in Deutschland übrigens auch gibt. Für norwegische Ärzte gibt es auch keinen Grund, Patienten nach unauffälliger Darmspiegelung nach zwei Jahren wieder einzubestellen, wie das viele deutsche Ärzte tun. Aus medizinischer Sicht reicht die nächste Untersuchung nach fünf bis zehn Jahren. Ach ja, Norweger haben eine höhere Lebenserwartung als Deutsche. Das wird sich so schnell wohl nicht ändern, denn Ärzte in Deutschland werden für Quantität bezahlt, nicht für Qualität. Und für Quantität bei Privatpatienten bekommen sie besonders viel.
In jüngster Zeit zeigten Studien, dass gesetzlich Versicherte länger auf eine Untersuchung warten müssen. Was im Einzelfall lästig ist, könnte sich als Überlebensvorteil herausstellen. Keine der Untersuchungen war dringend nötig. Trotz aller Warnungen vor einer Zweiklassenmedizin und Einzelfallberichten ist bei Notfällen bisher nichts von Unterschieden in der Wartezeit bekannt – egal, wie Patienten versichert sind. »Es ist wahrscheinlich, dass bei Privatpatienten in Deutschland eine Überversorgung vorliegt, die durchaus schädlich

sein kann«, schreibt Peter Sawicki. Fällt die vielbeschworene Zweiklassenmedizin etwa zuungunsten der Privatversicherten aus?

Man muss sich an den Gedanken gewöhnen, dass viel Medizin auch schaden kann. Too much medicine? Diese Frage stellte das renommierte »British Medical Journal« schon 2002.[17] Warum übereifrige Diagnostik und Therapie gefährlich sind, zeigt der PSA-Test auf Prostatakrebs. Er ist ungenau, zudem wachsen viele Tumore so langsam, dass die Männer sie nie bemerken würden. Daher gilt die Hälfte der Prostatakrebse als überdiagnostiziert und übertherapiert. Mehr als 20 Prozent der Männer werden impotent oder inkontinent durch die Operation oder Bestrahlung – und das, weil etliche von ihnen gegen etwas behandelt wurden, das nie Beschwerden verursacht hätte.

Bei Privatpatienten wird jede Leistung einzeln vergütet. Deshalb werden bei ihnen häufiger Tumormarker wie PSA bestimmt. Ihnen werden fragwürdige Aufbaukuren und Anti-Aging-Mittel aufgedrängt. Weil Fachverbände die Grenzwerte nach unten verschieben, gelten Blutdruck oder Cholesterin bei 75 Prozent der Erwachsenen als therapiebedürftig. Der Nutzen der Behandlung bei leicht erhöhten Werten ist nicht belegt, Privatversicherten wird sie öfter verordnet, Nebenwirkungen inklusive. In den USA wurde bei 15 Millionen von 22 Millionen Frauen, die keine Gebärmutter mehr haben, ein Abstrich am Gebärmutterhals entnommen. Vorsorge am fehlenden Organ gehört zu den harmloseren Nebenwirkungen.

In der Klinik ist das Los der Privatpatienten nicht besser. Es ist nicht leicht, Patienten am Chefarzt vorbeizuschleusen, sagt ein Kinderarzt aus München. Wer in Deutschland Chefarzt ist, war viel im Labor und auf Kongressen, wenig am Krankenbett. Als Chefarzt muss er die Klinik repräsentieren und verwalten. Die Kranken kennt er manchmal nur aus Erzählungen. Als kürzlich die Chefarztstelle an einer Uniklinik mit einem

Kandidaten besetzt werden sollte, der die vergangenen Jahre in Laborkellern zugebracht hatte, regte sich Kritik – er habe doch kaum klinische Erfahrung. Aus der Berufungskommission hieß es, als Chef müsse er nicht Patienten behandeln, sondern die Klinik nach vorn bringen. Soll er sich fähige Oberärzte suchen für die Kranken, so der Rat der Kommission. Er bekam die Stelle.

Hat man Anspruch auf eine Chefarztbehandlung, und der Chef will tatsächlich selbst operieren, sollte man das unter Umständen als Drohung auffassen. Denn falls der Chef im OP steht, hat er meist wenig Übung. Woher auch? Manche Chefärzte sind nicht nur wegen ihres Kasernentons gefürchtet, sondern auch, weil das Team mehr blutstillende Klammern braucht. Geschickte Chefs überspielen ihre Mängel. Ein Operateur pflegte im OP-Saal immer das Skalpell an seine Oberärzte zu übergeben, wenn es schwierig wurde: »Der Rest ist Routine, machen Sie mal zu!«, sagte er, bevor er sich verabschiedete und den komplizierten Teil den Untergebenen überließ.

Bemerkenswert auch der Chefarzt mit Parkinson. Keiner traute sich, ihm zu sagen, dass Zittern für Chirurgen nicht die optimale Eigenschaft ist. Es gab aber genug Privatpatienten, die auf der Chefarztbehandlung bestanden. Ihnen zum Trost sei gesagt: Bei zielgerichteten Bewegungen, etwa einem Schnitt mit dem Skalpell, lässt das Zittern etwas nach.

Der Harvard-Mediziner Atul Gawande hat untersucht, warum die USA das teuerste Gesundheitswesen der Welt haben (Platz zwei und drei belegen die Schweiz und Deutschland). Der teuerste Distrikt des Landes liegt in McAllen, Texas. Dort werden 15 000 Dollar pro Kopf und Jahr für Medizin ausgegeben. In dem Distrikt in Minnesota, in dem sich die legendäre Mayo-Klinik befindet, sind es nur 5000 Dollar pro Kopf. Der Unterschied besteht nicht darin, dass Menschen in Texas kränker wären. Das Teuerste in der Medizin ist der Stift des

Doktors. In McAllen ließen sich die Ärzte auf einen finanziellen Wettbewerb ein. Ihre Ethik war nicht die des Hippokrates, sondern die des Profits. Die Ärzte belegten Kurse, um zu lernen, was sie anbieten könnten, und wie ihre Geräte ausgelastet waren, wie es sie in Deutschland auch längst gibt. Gesünder wurden die Patienten nicht, sie brachten nur mehr Geld ein.

In der Mayo-Klinik gilt hingegen das Motto »Patientenbedürfnisse zuerst«. Das heißt nicht, dass Patienten alles bekommen, sondern dass sie von Untersuchungen und Therapien verschont bleiben, die sie nicht brauchen. Gawande hat die ärztliche Versorgung mit dem Bau eines Hauses verglichen. Man stelle sich vor, man engagiert keinen Architekten, sondern gibt dem Elektriker so viele Leitungen in Auftrag, wie er vorschlägt, dem Installateur so viele Klos und dem Fliesenleger alle Fliesen, die er für ratsam hält. Am Ende hätte man ein überteuertes Haus mit zwei Dutzend Toiletten, Licht an jeder Ecke, komplett gefliest, aber es würde nach kurzer Zeit zusammenkrachen – auch wenn der Elektriker in Harvard oder an einer deutschen Exzellenz-Uni ausgebildet wäre.

Dabei macht es keinen Unterschied, von wem Elektriker oder Arzt bezahlt werden. Vielmehr muss sich jemand für das Ganze verantwortlich fühlen. Sonst entsteht ein System ohne Bremsen, ein System der Überversorgung, in dem aus Ärzten längst Geschäftsleute geworden sind. Ärzte brauchen wohl einen finanziellen Anreiz, damit es den Menschen gutgeht. Es gibt eine einfache Lösung, damit Patienten nur die Medizin bekommen, die sie benötigen, und nicht die, die ihnen auch schaden könnte: Im alten China wurden die Ärzte der Legende nach nur bezahlt, solange die Menschen gesund waren.

## Abwarten und Tee trinken – keine Antibiotika bei Nebenhöhlenentzündung

Eine Nebenhöhlenentzündung ist lästig. Patienten haben Schmerzen, ein Spannungsgefühl im Gesicht, sie fiebern und fehlen bei der Arbeit. Ärzte verschreiben in dieser Situation typischerweise Antibiotika. Nötig ist das nicht, denn die Medikamente lindern die Symptome nicht besser als Scheinpräparate. Zu diesem Ergebnis kommen HNO-Spezialisten und Kinderärzte immer wieder, wenn sie den Nutzen von Antibiotika untersuchen.[18] »Patienten geht es nicht eher besser, und sie haben auch nicht weniger Symptome«, sagt HNO-Arzt Jay Piccirillo. »Die meisten Menschen werden auch ohne Antibiotika wieder gesund.« Das gilt auch für den Fall, dass die Beschwerden bereits eine Woche andauern.

Ärzte aus St. Louis hatten Erwachsene untersucht, von denen eine Hälfte ein Antibiotikum bekam, die andere ein Placebo. Doch weder nach drei noch nach zehn Tagen Behandlung ging es Patienten mit Antibiotika besser. Um Tag sieben herum waren bei etwa 80 Prozent der Patienten in beiden Gruppen die ärgsten Beschwerden wieder verflogen. Die Patienten unterschieden sich auch nicht in der Häufigkeit, mit der sie zusätzlich Medikamente gegen die Schmerzen, das Fieber oder den Husten einnehmen mussten.

In den USA wird jedes fünfte Antibiotikum gegen eine Entzündung der Nebenhöhlen verordnet, in Deutschland ist der Anteil ähnlich hoch. Doch statt Antibiotika zu geben, sollten Ärzte in der Praxis allenfalls die unangenehmen Begleitsymptome behandeln, fordern die Autoren. »Antibiotika werden von Hausärzten viel zu oft verordnet«, sagt Jane Garbutt, die eine der Studien geleitet hat. »Wir hoffen, dass die Ärzte mit Hilfe unserer Untersuchung ihren Patienten erklären können, dass Antibiotika bei akuter Nebenhöhlenentzündung keine Abhilfe schaffen.« Tritt nach zehn Tagen überraschenderweise keine Besserung ein, könnten immer noch andere Therapieoptionen erwogen werden.

## Cholesterinsenker für Millionen – fette Gewinne

Menschen, die einen Herzinfarkt erleiden, haben oft hohe Cholesterinwerte. Ärzte, Labormediziner und Pharmaindustrie haben aus dieser Tatsache ein paar Schlussfolgerungen abgeleitet: Hohes Cholesterin ist ungesund. Niedriges Cholesterin ist gesund. Demnach trägt es zum Wohlergehen der Bevölkerung bei, wenn das Cholesterin bei möglichst vielen Menschen gesenkt wird – nach dem Motto: Viel hilft viel.

Die Wirklichkeit sieht etwas anders aus: Cholesterinsenker werden zwar gern verordnet, helfen aber nur selten. Spätestens seit die Frage »Butter oder Margarine?« Familien und Wohngemeinschaften entzweite, gehört das Cholesterin zur Achse des Bösen. Zwar kommt der lebenswichtige Naturstoff in jeder Zelle des menschlichen Körpers vor. Trotzdem gilt ein Übermaß des Fettmoleküls im Blut als schwimmender Risikofaktor, der Adern zukleistert und zu vorzeitigem Herztod oder Schlaganfall führt. Kein Wunder, dass Ärzte, Apotheker und Pharmafirmen dem Cholesterin schon lange den Kampf angesagt haben.

Fachgesellschaften senkten in den vergangenen Jahrzehnten den Grenzwert für Cholesterin im Blut immer weiter – erst von 260 auf 240, dann auf 220 und schließlich auf unter 200 Milligramm pro Deziliter. So wurden mehr als zwei Drittel aller Erwachsenen zu Risikoträgern gemacht. Zudem bekommen fast sechs Millionen Menschen in Deutschland Cholesterinsenker aus der Gruppe der Statine. Diese Arzneimittelgruppe gehört zu den meistverkauften Medikamenten weltweit. Allein mit dem bekanntesten Wirkstoff Atorvastatin

wurde in verkaufsstarken Jahren ein globaler Erlös von zwölf Milliarden Dollar erzielt.
Viel hilft in der Medizin selten viel. »Die flächendeckende Einnahme der Statine ist nicht gerechtfertigt, wenn keine Herzerkrankung und keine anderen Risiken vorliegen«, sagt Fiona Taylor von der Universität London. Wer lediglich erhöhte Blutfette aufweise, profitiere kaum oder gar nicht von den Pillen, zeigten britische Ärzte.[19] Forscher des Cochrane-Netzwerks nahmen bisherige Studien zu den Fettsenkern unter die Lupe. Cochrane-Analysen gelten als extrem gründlich. In dieser wurde ermittelt, wie es 34 000 Menschen ergangen war, die Statine bekamen. Auf ihre Lebenszeit wirkte sich das kaum aus. Statt neun starben acht von 1000 Menschen jährlich, wenn sie Cholesterinsenker einnahmen.
Doch auch dieser geringe Vorteil ist fraglich, denn 13 der 14 Studien waren von der Industrie finanziert. »Wir wissen, dass in solchen Studien eher positive Ergebnisse berichtet werden«, sagt Taylor. »Manche Studien werden sogar vorzeitig beendet, sobald erste günstige Ergebnisse vorliegen.« So werde der Nutzen aufgebläht, die Gefahr unterschätzt, und Langzeitnebenwirkungen würden nicht erfasst. Die Kosten für die Firma sinken, das Marketing kann früher beginnen, kritisiert Lee Green von der Universität Michigan.
Der Nutzen der Statine scheint vor allem für jene maximal 1,5 Millionen Patienten in Deutschland belegt zu sein, die bereits einen Infarkt hatten und davor bewahrt werden sollen, dass ihre Kranzgefäße erneut dichtmachen und sie einen zweiten bekommen. Die restlichen 4,5 Millionen mit Statinen behandelten Menschen werden hingegen aufgrund ihrer erhöhten Cholesterinwerte zu »Risikopatienten« erklärt, obwohl sie weder über Beschwerden klagen noch an einer Herzerkrankung leiden.
»Cholesterin runter und alles gut – so einfach funktioniert das nicht«, sagt der Heidelberger Pharmakologe Ulrich Schwabe,

der jedes Jahr den kritischen »Arzneiverordnungsreport« herausgibt. »Man muss das Gesamtrisiko betrachten und dann abwägen. Es gibt schließlich viele Gründe für einen Herzinfarkt, die nichts mit dem Cholesterin zu tun haben.«

Doch obwohl Cholesterinsenker Patienten nichts nützen, die lediglich erhöhte Blutfette aufweisen, ist für viele Kardiologen und andere Ärzte, die sich um das Herz ihrer Patienten sorgen, die Welt schon lange in Gut und Böse unterteilt. Böse und damit gefährlich für die Herzkranzgefäße sind nicht nur Bluthochdruck, Übergewicht, Diabetes und Bewegungsmangel, sondern auch Konstellationen der Blutfette, bei denen das LDL-Cholesterin deutlich erhöht ist. Im Volksmund wird es längst als »böses« Cholesterin bezeichnet. Ist hingegen das »gute« HDL-Cholesterin erhöht, kann dies Folgen genetischer Belastungen oder eines ungesunden Lebensstils mildern, so die verbreitete Annahme.

So weit, so vereinfacht. Denn Ärzte stehen vor gleich mehreren Rätseln rund ums Cholesterin, die schlecht in das bequeme Schema von Gut und Böse passen. Schließlich macht bei fast der Hälfte aller Infarktpatienten das Herz schlapp, obwohl die Blutfettspiegel im normalen Bereich liegen. Und immer wieder sehen Ärzte bei der Katheteruntersuchung Patienten mit erhöhten Cholesterinwerten, deren Herzkranzgefäße nicht verklumpt und verengt, sondern glatt und durchlässig sind wie bei einem Säugling.

Diese Widersprüche halten Mediziner nicht davon ab, Cholesterinsenker in großem Maßstab zu verschreiben, die vor allem das LDL vermindern. Nach Ansicht vieler Ärzte kann schließlich nur die rigorose Senkung der Blutfette davor schützen, einen Infarkt oder den baldigen Herztod zu erleiden. Eine große Analyse fand allerdings keine Nutzenbelege für die Behandlung Gesunder mit Statinen.[20] Elf Untersuchungen mit mehr als 65 000 Patienten wurden analysiert. Unter den Probanden, die regelmäßig Statine einnahmen, gab es nach knapp vierjähriger Beobachtungszeit auch nicht mehr Todesfälle als in der Gruppe jener Teilnehmer, die nur ein Scheinpräparat bekamen.

»Die Studie zeigt, dass der Nutzen der Statine für die Primärprävention kurzfristig gering ist – sofern es ihn überhaupt gibt«, sagt Lee Green. »Was den langfristigen Nutzen angeht, müssen wir zugeben, dass wir es nicht wissen.« Dass die unabhängige Analyse vielen Artikeln widerspricht, sieht Green als Indiz dafür, dass in der Cholesterinforschung zu viele Studien industrieabhängig seien und von Forschern geleitet werden, die Beraterhonorare erhalten. So zeigte ein Team um den Herzspezialisten Michel de Lorgeril, wie sehr die Ergebnisse einer hochrangig publizierten Studie, die von einer Pharmafirma gesponsert wurde, zugunsten des Medikaments verzerrt waren.[21] Der Nutzen wurde übertrieben, Nebenwirkungen fanden hingegen kaum Erwähnung.

Typisch für industrieabhängige Untersuchungen ist der frühe Abbruch, sobald sich positive Daten für das untersuchte Mittel abzeichnen. »Die beteiligten Wissenschaftler geben zwar an, dass sie die Studien aus guten Gründen abbrechen. Aus der Sozialpsychologie weiß man aber, dass Menschen stark auf finanzielle Anreize und andere Belohnungen reagieren – auch wenn sie fest davon überzeugt sind, dass sie es nicht tun«, sagt Green.

Als ob die Vorbeugung von Infarkt und Schlaganfall nicht schon kompliziert genug wäre, hat sich zudem gezeigt, dass eine aggressive Cholesterinsenkung Patienten kaum Vorteile bringt.[22] Für Anhänger einer starken Cholesterindämpfung sind die Ergebnisse irritierend: Fast 500 Diabetiker wurden behandelt; bei der Hälfte wurde das »böse« LDL-Cholesterin auf unter 70 Milligramm pro Deziliter und der systolische Blutdruck auf unter 115 Millimeter Quecksilbersäule gesenkt. In der anderen Gruppe gaben sich die Ärzte zufrieden, wenn das LDL-Cholesterin unter 100 und der Blutdruck unter 130 lag.

Unter der intensiven Therapie verdickte sich die Innenwand der Halsschlagader zwar nicht so stark, und auch der Herzmuskel blieb besser in Form als in der Vergleichsgruppe. Überraschenderweise führten diese Unterschiede jedoch nicht zu weniger Beschwerden. Im Untersuchungszeitraum hatten die Diabetiker in beiden Gruppen ähnlich viele Infarkte und Angina-Pectoris-Anfälle. »Die Erkrankung der Kranzgefäße ist in der Gruppe mit gemäßigter Behandlung weniger fortgeschritten, als wir erwartet haben«, sagt Studienleiterin Barbara Howard. »Wahrscheinlich ist die aggressivere Therapie gar nicht günstiger für Patienten.«
Aus der Sicht von Kritikern wurden die Hochrisikopatienten mit Diabetes unter idealen Umständen behandelt – doch »trotz dreijähriger Studiendauer konnte kein Nutzen nachgewiesen werden«, wie Eric Peterson und Tracy Wang von der Duke University betonen. Im Gegenteil, der aggressivere Ansatz habe es erforderlich gemacht, mehr Medikamente zu höheren Kosten aufzubieten und das Risiko von mehr Nebenwirkungen einzugehen.[23]
Die aggressive Cholesterinsenkung steht schon seit Jahren in der Kritik. Eine Studie unter Beteiligung der Pharmafirmen Merck und Schering-Plough hatte angeblich ergeben, dass die Senkung des LDL-Cholesterins mit einer neuen Arzneikombination aus Simvastatin und Ezetimib keine Vorteile gegenüber der herkömmlichen Senkung mit Simvastatin bringt. Doch die Studie erschien nicht. Immer wieder gab es Vorwürfe gegen die Arzneimittelhersteller, die Ergebnisse aus ökonomischen Gründen zurückzuhalten – die Studie war seit April 2006 beendet, und das Kombipräparat wurde ein Blockbuster. Erst 2008 konnten die Ergebnisse nachvollzogen werden.[24] In Deutschland wurde das Arznei-Duo seit 2004 unter dem Namen Inegy vertrieben. In den USA wurden in manchen Jahren 34 Millionen Verordnungen für das Präparat ausgestellt, in Deutschland etwa 800000 Rezepte im Jahr 2007.

»Dabei ist der Nutzen dieser Kombination keineswegs unumstritten«, schrieb der Pharmakologe Gerd Glaeske im »Arzneimittelreport«. Glaeske bezeichnete die Listung von Inegy auf Platz 16 der umsatzstärksten Medikamente als »auffälliges Ärgernis«. Norbert Schmacke, Bremer Gesundheitswissenschaftler, sagt: »Man fragt sich, wie lange noch Arzneimittel in den Markt gelangen können, ohne dass ihr Nutzen für Patienten belegt ist.« Als die Studie schließlich erschien, sahen sich die Kritiker bestätigt: Bei 720 Patienten mit schwerer Fettstoffwechselstörung wurde das LDL-Cholesterin mit der Kombi-Therapie zwar auf 141 Milligramm pro Deziliter gesenkt – im Vergleich zu 193 Milligramm bei einer Simvastatin-Therapie allein. Die Wanddicke der Halsschlagader und die Häufigkeit schwerer Zwischenfälle nahm jedoch in beiden Gruppen ähnlich stark zu. Als die Ergebnisse bekannt wurden, sank der Kurs von Merck um 15 Prozent, der von Schering-Plough um 26 Prozent.

»Diese Studie widerspricht dramatisch unseren Erwartungen«, war die verblüffte Reaktion der Mediziner Greg Brown und Allen Taylor.[25] Auch andere Experten waren erstaunt darüber, dass sich die Gefäßverkalkung trotz so unterschiedlicher Cholesterin-Werte in beiden Gruppen ähnlich entwickelte. »Dieses Paradox steht völlig quer zu unserem traditionellen Verständnis von LDL-Cholesterin und Atherosklerose«, schreibt beispielsweise ein Team um den Cholesterin-Experten Gregory Curfman.[26] Ihren Patienten raten die Mediziner daher vorerst zu einem bewährten und weniger riskanten Rezept – sie sollen »ihre Anstrengungen verdoppeln, auf ihre Ernährung achten und regelmäßig Sport treiben«.

## Blutzuckereinstellung – zu viel des Guten

Gut gemeint ist nicht immer gut gemacht. Im Fall der Diabetes-Behandlung kann es sogar schädlich sein – etwa wenn Ärzte versuchen, den Blutzucker von Diabetikern besonders stark zu senken. Eine große Untersuchung zeigte, dass durch eine intensivierte Therapie Spätfolgen der Zuckerkrankheit wie Gefäßschäden nicht verzögert werden.[27] Gegenüber der mäßigen Blutzuckersenkung gibt es keine Vorteile. Auch typische Komplikationen wie Nierenschäden, Nervenstörungen und Einschränkungen der Sehstärke treten bei aggressiver Blutzuckersenkung nicht später auf. »Spätfolgen entwickeln sich in beiden Gruppen ähnlich schnell«, sagt Faramarz Ismail-Beigi von der Uni Cleveland, der die Studie geleitet hat. 2008 musste die Accord-Studie mit mehr als 10 000 Diabetikern, in der die moderate mit der strengen Blutzuckersenkung verglichen wurde, nach nicht mal vier Jahren überraschend abgebrochen werden. Unter Patienten mit intensivierter Diabetes-Therapie war es zu mehr Todesfällen und Herzinfarkten gekommen, so dass alle Teilnehmer auf die mildere Therapie umgestellt wurden. Für viele Ärzte war das ein Schock, denn sie hatten vermutet, dass der niedriger eingestellte Blutzucker Leben rettet und dazu beiträgt, dass Netzhaut, Nervenbahnen und Nierenkanälchen der Diabetiker länger von negativen Folgen des derangierten Zuckerstoffwechsels verschont bleiben. »Nur auf den Blutzucker zu starren bringt nichts«, sagt der Münchner Diabetes-Experte Martin Reincke.

In der Untersuchung war eine strenge Blutzuckersenkung mit einer Konzentration des glykosylierten Hämoglobins (HbA1c) von unter sechs Prozent angestrebt worden. Dieser Wert zeigt den Anteil des roten Blutfarbstoffs an, der an Glukose gebunden ist, und gibt Aufschluss darüber, wie gut der Blutzucker eingestellt war. Als moderate Blutzuckersenkung in der Studie galten HbA1c-Werte von 7 bis 7,9 Prozent zum Vergleich.

Dass die Intensivtherapie Nachteile mit sich bringt, ergibt die Auswertung der Accord-Studie. Demnach nehmen Patienten stärker an Gewicht zu. Zudem ist das Risiko für gefährliche Unterzuckerung um das Dreifache erhöht. Offenbar wollten die Studienautoren um Ismail-Beigi aber nicht deutlich sagen, wie riskant die intensive Blutzuckersenkung sein kann.

Wahrscheinlich sind die Forscher in Sorge, dass Ärzte wie Patienten aus den ernüchternden Ergebnissen der Accord-Studie den Schluss ziehen, dass es nicht mehr wichtig sei, den Blutzucker zu senken und Diabetiker gut einzustellen. »Das Schema in der Accord-Studie war wahrscheinlich zu aggressiv«, gibt Diabetes-Experte Ronald Klein von der Uni Wisconsin zu.

## 30 Prozent nutzlos – des Schlechten zu viel

Es geht nicht um des Guten zu viel. Es geht um zu viel Schlechtes, Überflüssiges, Schädliches. Immerhin 30 Prozent aller Gesundheitsausgaben in den USA gehen für nutzlose Untersuchungen und Behandlungen drauf, sagen Ärzte mehrerer Eliteuniversitäten Nordamerikas. »Das Problem ist unterschätzt und wenig untersucht«, kritisiert Wortführerin Deborah Korenstein.[28] »Wir müssen wissen, wie oft und wo diese Verschwendung vorkommt, um die Gesundheitsversorgung zu verbessern.«

Ärzte sprechen von Überdiagnostik und Übertherapie, wenn medizinische Maßnahmen nutzlos sind oder Nachteile die Vorteile überwiegen. Die Autoren versuchen, Art und Ausmaß des Missbrauchs zu erfassen, und dokumentieren Dutzende sinnlose oder potentiell gefährliche Verfahren – dazu gehören häufig Krebstests, Tumormarker, Spiegelungen von Magen und Darm bei leichten Beschwerden, die Entfernung der Gebärmutter bei gutartigen Neubildungen, Bildgebung bei ordinären Rückenschmerzen und viele Handgriffe, Medikamentengaben und Untersuchungen mehr.

Besonders häufig wurde die Antibiotika-Gabe bei viralen Infekten der Atemwege dokumentiert, die Darstellung der Herzkranzgefäße sowie die Operation eines Bypasses und der Halsschlagader. »Wir müssen bessere Kriterien aufstellen, wann ein Verfahren angemessen ist und wann nicht, um Wildwuchs einzudämmen«, fordert Korenstein.

Doch trotz aller Leitlinien und Empfehlungen verordnen mehr als 60 Prozent der Ärzte beharrlich Antibiotika bei grippalen Infekten, obwohl die Mittel nichts gegen Viren ausrichten und nur den Körper schwächen sowie zur Bildung von Resistenzen beitragen. Ein erheblicher Anteil der Koronarangiographien lässt sich ebenso wenig medizinisch rechtfertigen wie die meisten Röntgen- oder Kernspinaufnahmen bei Rückenschmerzen oder gar Tumormarker.

Auch in Deutschland ist die überflüssige Verordnung von Medikamenten und Therapien verbreitet, so dienen beispielsweise zwei von drei Koronarangiographien nicht der Herzgesundheit, sondern der Amortisation der Geräte. Genaue Zahlen gibt es zwar nicht. »Aber wenn man alles einbezieht, was an zu viel Medizin in Deutschland betrieben wird, sehe ich keinen Grund, hierzulande von anderen Dimensionen auszugehen«, sagt Jürgen Windeler, Leiter des Instituts für Qualität und Wirtschaftlichkeit im Gesundheitswesen.

## Mehr Qualität, bitte

Eigentlich ist bekannt, wie die Medizin besser werden könnte – doch im Alltag schleifen sich diese Erkenntnisse ab. Ein neutraler Beobachter muss sich gelegentlich fragen: Hat man es mit Ärzten oder schwer erziehbaren Jugendlichen zu tun? Manchmal sind Unterschiede kaum zu erkennen, denn Ermahnungen wie Ausflüchte gleichen sich. Regelmäßig ertönt in der Medizin der Appell, sich die Hände zu waschen und Hygieneregeln zu beachten. Irrtümer sollen nicht verschwiegen, sondern zugegeben werden, um daraus zu lernen und sie künftig zu vermeiden. Chronische Missverständnisse in Klinik wie Praxis müssen ausgeräumt werden, da sie Fehlerquellen sind. Ärzte und Pflegekräfte sollen mehr miteinander reden und über mögliche Verbesserungen sprechen. Außerdem gilt: nicht immer anderen die Schuld geben, wenn etwas schiefläuft. Und nicht alle Missstände auf das System schieben.

Im November 2011 fand in Berlin der 5. Nationale Qualitätskongress Gesundheit statt. Ein ehrenwerter Titel, ein vernünftiges Anliegen sowieso. Diskutiert wurden Infektionsschutz und Hygiene wie auch das Problem der zunehmenden Antibiotika-Resistenzen. Die Sicherheit für Patienten stand im Fokus mit Schwerpunkten auf der Arzneimitteltherapie und bei chirurgischen Eingriffen. Und natürlich ging es um eine bessere medizinische Versorgung. Alles so weit richtig und wichtig – und so bekannt.

»Es geht um eine andere Kultur in der Medizin, um die Grundhaltung, die wir verändern müssen«, sagt Hartwig Bauer, Generalsekretär der Deutschen Gesellschaft für Chirurgie und Mahner für mehr Qualität in der Medizin. »Viele Chirurgen haben ein heroisch-verfälschtes Bild von ihrem Berufsstand und sehen sich als Arzt, der nie müde wird und niemals Fehler macht.« Bauer zitiert eine Untersuchung, in der Chirurgen, Anästhesisten und Piloten gefragt wurden, ob sie glauben, dass sie noch genauso gut operieren, narkotisieren oder eben ein Flugzeug lenken können, wenn sie angestrengt und übermüdet sind. Nur 26 Prozent der Piloten trauten sich das zu, aber immerhin 47 Prozent der Anästhesisten und gar 70 Pro-

zent der Chirurgen. Aktuelle Erhebungen zeigen, dass in nur 30 bis 40 Prozent der deutschen Kliniken M-und-M-Konferenzen etabliert sind. Dabei wird über Morbidität und Mortalität diskutiert, also über die Gründe für Komplikationen, Zusatzerkrankungen und Todesfälle bei Patienten. In angelsächsischen Ländern sind solche selbstkritischen Zusammenkünfte von Ärzten und Pflegenden in den Kliniken Standard.
Doch wie soll eine solche Diskussionskultur im Krankenhaus entstehen, wenn die zitierte Umfrage ebenfalls erbrachte, dass 25 Prozent der Chirurgen es für ärgerlich halten, wenn junge Kollegen kritisch nachfragen – was nur zwei Prozent der Piloten unangenehm ist? »Die Tatsache, dass immer wieder – wie während der aktuellen Konferenz – auf notwendige Verbesserungen hingewiesen wird, zeigt ja, dass viele bekannte Regeln immer noch zu wenig beachtet werden«, sagt Wolf-Dieter Ludwig, Vorsitzender der Arzneimittelkommission der Deutschen Ärzteschaft. »Dabei geht es oft um ganz banale Dinge.«
Entscheidend ist für Ludwig, wie Ärzte mit Fehlern umgehen: »Es geht nicht um individuelle Fehler, für die jemand an den Pranger gestellt werden soll, sondern darum, aus Systemfehlern zu lernen und Konsequenzen daraus zu ziehen, damit sie künftig vermieden werden.« Erste Erfolge seien Ludwig zufolge zwar sichtbar, doch die Veränderungen mühsam und langwierig erkämpft. Unter www.embryotox.de finden sich beispielsweise unabhängige Informationen zur Sicherheit von Arzneimitteln während Schwangerschaft und Stillzeit. Und in der Priscus-Liste können Ärzte nachschauen, welche Medikamente für ältere Menschen gefährlich sind.
Auch Chirurgen-Chef Bauer sieht Fortschritte, seit die Operateure die Patientensicherheit zum Kernthema ihrer Jahrestagung 2005 gemacht haben: »Fast 80 Prozent der Kliniken gehen inzwischen nach OP-Checklisten vor, mehr als die Hälfte hat ein Fehlermeldesystem«, sagt Bauer. »Das erhöht

die Sicherheit für Patienten, auch wenn wir uns schnellere Verbesserungen wünschen.«

Trotz der positiven Entwicklungen sehen Bauer wie Ludwig einen Trend, der die Qualität in der Medizin untergräbt. »Wir haben kaum noch die Zeit, uns Gedanken darüber zu machen, wo Fehler passieren«, beklagt Ludwig. »Der gefährlichste Einschnitt ist die Rationierung der Zeit«, sagt Bauer. »Wir kommen kaum noch dazu, im Team aus Ärzten, Pflegekräften und OP-Personal zu besprechen, was besser laufen muss.« Dabei sind gerade solche Runden der Kontrolle und Rückmeldung geeignet, falsche Routineabläufe aufzudecken.

»Die Ausbildung hat sich dramatisch verbessert und ist viel praxisnäher geworden«, sagt Martin Fischer von der LMU München, Experte für Didaktik und Ausbildungsforschung in der Medizin. »Das Problem ist die Übertragung in den beruflichen Alltag, hier verrohen die Sitten.« An fast jeder Medizinfakultät gebe es Trainingszentren, in denen steriles Arbeiten und die richtige OP-Vorbereitung geübt würden. »Das schleift sich nur leider ab, so wie keiner mehr den Fahrschulblick links-rechts-links draufhat, bevor er die Straße überquert«, sagt Fischer.

# Die Praxis als Basar – Propaganda für Patienten

## IGeL – ich hab' da noch was für Sie

»Wollen Sie etwa erblinden?«, fragt die Sprechstundenhilfe des Augenarztes, und das ist eher als Drohung denn als Frage zu verstehen. »Wir können damit Prostatakrebs früh erkennen«, sagt der Urologe. »Der Test kostet 30 Euro, das sollte Ihnen Ihre Gesundheit wohl wert sein.« Welcher Patient könnte einer solchen Empfehlung mit warnendem Unterton widerstehen? Immer mehr Ärzte und Praxismitarbeiter werden in Kursen darauf getrimmt, das Gespräch mit Patienten in eine Richtung zu lenken. Ein Hinweis auf die drohende Zweiklassenmedizin oder die Bemerkung »Für Ihr Auto würden Sie doch auch ein paar Extras bezahlen« reicht oft aus, und der bei einer gesetzlichen Krankenkasse versicherte Patient zahlt drauf.

Das gilt in doppelter Hinsicht: Der Kranke muss die Kosten für die Individuelle Gesundheitsleistung (IGeL) selbst tragen. Und den Schaden hat er auch. Denn die meisten IGeL sind im besten Falle umstritten oder unnötig, im schlimmsten Falle sogar schädlich. Nur die Minderheit der Angebote, etwa eine sport- oder tauchmedizinische Untersuchung oder die Impfung vor Fernreisen, ist medizinisch sinnvoll, wird aber von Kassen nicht erstattet. Die Exzesse sind hingegen enorm: Manche Chirurgen nehmen 800 Euro dafür, die Schweißdrüsen unter der Achsel zu entfernen. Ein überflüssiger Eingriff.

Ein Hausarzt verlangt für seine »Aufbaukur« – einen obskuren Vitaminmix – 250 Euro. Andere Mediziner berechnen für wirkungslose Schlankheitskuren ein dreistelliges Honorar. Mit der Drohung, schwer zu erkranken, wird Kasse gemacht, das Personal bekommt Provision. Offenbar ist die Strategie erfolgreich, denn die Arztpraxis verkommt häufig zum Verkaufsstand. Immer mehr gesetzlich Krankenversicherten werden IGeL angeboten. Mehr als die Hälfte der Menschen hat bereits Erfahrungen mit den medizinisch fragwürdigen Leistungen gemacht.

Sozialmediziner der Universität Lübeck um Heiner Raspe haben den IGeL-Markt in Deutschland untersucht.[1] Jeder fünfte Patient gab an, dass ihm Leistungen vom Arzt versagt wurden. Mehr als 40 Prozent derjenigen, die darüber klagten, wurde die verwehrte Leistung aber später als IGeL wieder angeboten. »Ich fürchte, dass die Igelei weiter zunimmt«, sagt Michael Kochen, lange Jahre Präsident der Deutschen Gesellschaft für Allgemeinmedizin. »Eigentlich müsste es einen Aufschrei der Patienten geben, aber offenbar wird es gesellschaftlich akzeptiert.«

Raspe und sein Team hatten zufällig ausgewählte Einwohner von Freiburg und Lübeck angeschrieben und zu ihren Erfahrungen in der Arztpraxis befragt. Mehr als 2600 Erwachsene nahmen an der Erhebung teil. 41,7 Prozent der Befragten berichten, dass ihnen in den vergangenen zwölf Monaten IGeL-Leistungen angeboten wurden. Nur selten ging die Nachfrage von den Patienten aus. Am häufigsten »igelten« die Augenärzte, gefolgt von Gynäkologen, Urologen, Orthopäden und Hautärzten. Typische Untersuchungen sind die Messung des Augeninnendrucks bei Patienten ohne Beschwerden, Ultraschall des Unterleibs oder Bauchraumes ohne medizinischen Grund, umstrittene Krebstests, fragwürdige »Aufbauspritzen« und Laboruntersuchungen ohne Indikation. Während die angeblichen Vorteile der Angebote hervorgehoben wurden, informierten nur wenige Ärzte ihre Patienten über Risiken der IGeL. »Einige der Befragten fühlten sich durch Zusatzleistungen verängstigt, verunsichert oder zur Annahme der Leistungen gedrängt«, sagt Heiner Raspe.

Dass ihnen medizinische Leistungen versagt wurden, erlebten die Befragten am häufigsten bei Orthopäden, Allgemeinmedizinern, Haut- und Augenärzten. Für die Begründung der Mediziner, dass die Krankenkassen die Leistung nicht mehr erstatten würden, hatten die meisten Patienten kein Verständnis. Umso erstaunter waren jene 43,3 Prozent, dass ihnen die versagte Leistung später zum Selbstzahlen angeboten wurde – den meisten sogar noch im selben Gespräch.

Der Jahresumsatz mit IGeL wird in Deutschland inzwischen auf mehr als 1,5 Milliarden Euro geschätzt. Tendenz steigend. Ärzte achten dabei sehr wohl auf das Einkommensgefälle ihrer Klientel. Wer mehr verdient, wird häufiger gefragt, ob er zusätzliche Dienstleistungen in Anspruch nehmen will. In IGeL-Zeitschriften wird betont, dass der Bedarf der Patienten geweckt werden müsse. Die Zielgruppe ist klar. Laut Analyse wurden 39 Prozent der Patienten mit dem höchsten Einkommen IGeL angeboten, in der niedrigsten Einkommensklasse waren es 19 Prozent. Ein erfahrener Internist beklagte sich in einem Leserbrief über seinen Berufsstand: »Die Praxis ist zum Basar verkommen.«

»Ich könnte kaum noch Patienten überweisen, wenn ich einen Facharzt suchen würde, der nicht igelt«, sagt Michael Kochen. Er erklärt seinen Patienten, was sie beim Augenarzt oder beim Urologen erwartet: »Ihnen werden Tests angeboten. Ihnen wird gesagt, dass Sie das unbedingt brauchen – aber das stimmt nicht.« Kochens ultimativer Rat an die Patienten ist daher einfach. Er hat sich angewöhnt, Patienten vor den kommerziellen Auswüchsen der Igelei zu warnen: »Wenn ich einen zum Augenarzt schicke, rate ich ihm, kein Bargeld mitzunehmen – leider gilt das inzwischen für viele Arztgruppen.«

Ein neuer Service soll es Patienten erleichtern, Nutzen und Nachteile der IGeL zu beurteilen. Der Medizinische Dienst der Krankenkassen (MDS) hat eine Internetseite eingerichtet, auf der nach und nach alle IGeL bewertet werden (www.igel-monitor.de). Insgesamt gibt es ungefähr 350 IGeL, wobei sich viele kaum unterscheiden. Wer es eilig hat, kann mit Hilfe des IGeL-Monitors schnell erfahren, dass eine Lichttherapie zur Behandlung von winterlichen Stimmungseintrübungen zwar eine leicht positive Wirkung auf das Gemüt haben kann und damit besser wirkt als ein Placebo. Auf den zweiten Blick erfährt man allerdings, dass man sich die sechs bis zehn Euro für diese Igelei sparen kann, wenn man im Winter häufiger einen Spaziergang macht.

IGeL-Leistungen haben in den vergangenen Jahren massiv zugenommen. Es gibt zwar Ärzte, die nichts davon halten und auf das Igeln verzichten – sie sind allerdings in der Minderheit. Andere freuen sich über das zusätzliche Geschäft. Vor allem Fachärzte bieten IGeL an. Frauenärzte, Augenärzte, Urologen, Orthopäden und Hautärzte schlagen ihren Patienten pro Jahr 300- bis 600-mal eine IGeL vor, praktische Ärzte und Allgemeinärzte etwa 100-mal.

Der »graue Markt« in den Praxen wird kaum kontrolliert, oft werden keine Kostenvoranschläge gemacht und nicht mal Rechnungen gestellt. »Wir machen jetzt noch schnell eine Untersuchung«, habe der Augenarzt gesagt, dann den Augeninnendruck gemessen. Später musste der verdutzte Patient bei der Sprechstundenhilfe die Kosten begleichen, berichten etliche Menschen in Internetforen. »Obwohl vorgeschrieben, gab es in weniger als der Hälfte der Fälle eine schriftliche Vereinbarung, für jede siebte Leistung gab es nicht einmal eine Rechnung«, beklagt Doris Pfeiffer, Vorsitzende des GKV-Spitzenverbandes.

Seit Ende der 1990er Jahre steigt die Anzahl der IGeL – nicht weil Kassen sinnvolle Leistungen kürzen, sondern weil immer

mehr sinnlose Medizin im Angebot ist. Das Arzt-Patienten-Verhältnis verändert sich dadurch bedrohlich. Haben vor zehn Jahren nur neun Prozent der Patienten berichtet, dass ihnen IGeL angeboten wurden, waren es zuletzt mehr als 30 Prozent – in manchen Umfragen sogar die Hälfte. Doch wie sollen Kranke erkennen, ob der Doktor zu einer Behandlung oder Diagnostik rät, weil sie medizinisch sinnvoll ist, oder nur, weil sie die Kasse des Arztes aufbessert?
Der Arzt sei zum Verkäufer und der Patient zum Kunden geworden, beklagen Ärzte, die dem »Igeln« skeptisch gegenüberstehen. Sogar der Chef der Kassenärztlichen Bundesvereinigung (KBV), Andreas Köhler, mahnt seine Kollegen, es mit der »Igelei« nicht zu übertreiben. Beeinträchtigt wird das Bild des Arztes nämlich vor allem dadurch, dass viele IGeL mehr Schaden anrichten, als dass sie nutzen. Von den 24 zum Start des IGeL-Monitors untersuchten Leistungen wiesen elf eine negative Nutzen-Schaden-Bilanz auf, vier sogar eine deutlich negative. Der Test auf Toxoplasmose bei Schwangeren (14 bis 16 Euro) beispielsweise ist medizinisch äußerst fragwürdig. Die von Katzen übertragene Infektion kann beim Ungeborenen Schäden verursachen, wenn sich die Frau erstmals infiziert. Es gibt aber keine Belege dafür, dass infolge des Tests weniger Kinder angesteckt werden. Wenn die Diagnose aber weitere Tests nach sich zieht, kann es beispielsweise durch eine Fruchtwasseruntersuchung zur Fehlgeburt kommen.

## Individualisierte Medizin? Etikettenschwindel und Science-Fiction!

Es ist der Traum vieler Ärzte und Patienten. Die Vision einer Medizin, die immer öfter nicht nur lindern, sondern heilen kann. Die auch bei schweren Krankheiten wie Krebs eine Kur findet, die den Menschen Jahre voller Wohlbefinden und frei von Leid bietet. Den Weg zu einer solchen Medizin der Zukunft sollen maßgeschneiderte Medikamente ebnen, schon ist von einer Revolution der Therapie die Rede. Unter den Schlagwörtern »individualisierte« oder »personalisierte« Medizin wird das verführerische Konzept beworben.

Für Patienten klingt es nach einer phantastischen Nachricht. Endlich wollen sich die Ärzte wieder stärker den Kranken zuwenden, deren Ängste und Nöte mehr beachten, sich empathisch zeigen und das individuelle Umfeld berücksichtigen. Patienten beklagen sich schließlich schon lange darüber, dass ihre familiäre und soziale Situation, berufliche Belastungen und Alltagsdinge zu wenig in Diagnosefindung und Behandlung einbezogen werden. Wie sonst sollte der Begriff »personalisierte Medizin« verstanden werden, wenn nicht als längst nötige Besinnung der Medizin auf den Kern der Heilkunde – auf ein intensives Arzt-Patienten-Verhältnis, das von Respekt und Verständnis geprägt ist?

»Das Gegenteil ist der Fall«, schimpfen Ärzte um George Browman.[2] »Es geht bei der personalisierten Medizin um hochtechnisierte Forschung, um Gene, Proteine und den Zellstoffwechsel. Hier werden Patienten in die Irre geführt, und die Konfusion, die durch den Begriff entsteht, bringt weitere Nebenwirkungen mit sich.« Denn unter personalisierter Medizin verstehen die meisten Laien eine patientenzentrierte Behandlung, in der es um die Kommunikation zwischen Arzt und Patient geht oder um Wege der Krankheitsverarbeitung. Tatsächlich aber versteckt sich hinter der Floskel von der personalisierten Medizin eine PR-Strategie von Pharmaindustrie und interessierten Wissenschaftlern. Die Arzneimittelhersteller haben schon seit Jahren keinen Blockbuster mehr auf den Markt gebracht. Viele angeblich neue Präparate sind Nachahmungen oder Variationen des Bekannten. Die Marketingabteilungen der Pharmamultis versprechen dennoch maßgeschneiderte Mittel für eine Medizin der Zukunft, die sich

hauptsächlich aus der Entschlüsselung des Genoms speist und Medikamente verspricht, die auf molekulare Ziele gerichtet sind.
Für Browman werden mit dem Loblied auf die personalisierte Medizin falsche Erwartungen geweckt. »Wir sollten nicht damit rechnen, dass die großen Volksleiden bald besiegt werden«, sagt er. »Dazu ist das Wechselspiel zwischen Genen, Proteinen, dem Stoffwechsel und Myriaden von Umwelteinflüssen viel zu komplex.«
Damit unter dem Schlagwort personalisierte Medizin jedes Mittel zum Medikament gegen seltene Erkrankungen werden kann, werden immer neue Untereinheiten von Krankheiten definiert. PR-Kampagnen begleiten die Neuorientierung. Fast wöchentlich wird die Presse zu einer Konferenz über seltene Leiden oder individualisierte Therapien geladen. Mit Fotoausstellungen über seltene Leiden werden Laien auf das Thema aufmerksam gemacht.
Für Browman sind die Übertreibungen und Missverständnisse unter dem Etikett der personalisierten Medizin nicht nur ärgerlich, sondern sogar schädlich. »Wir sollten keine Zeit damit verschwenden, die personalisierte Medizin als wissenschaftliches Etikett zu etablieren«, fordert er. »Hinter einer Medizin, bei der sich tatsächlich die Menschen im Mittelpunkt befinden, steht zwar nicht die Mystik der Gene, aber dafür können wir das verändern, was Patienten erleben und durchmachen – und was wirklich für sie wichtig ist.«
Ärzte kritisieren, dass hinter der propagierten »individuellen Medizin« nicht Realität, sondern Wunschdenken steht. Fachleute werden deutlich. »Wer heute von personalisierter oder individualisierter Medizin spricht, redet von Science-Fiction«, sagt Wolf-Dieter Ludwig, Onkologe und Vorsitzender der Arzneimittelkommission der Deutschen Ärzteschaft. »Vieles, was unter diesem Begriff verhandelt wird, klingt zwar attraktiv, ist aber wenig oder gar nicht belegt.« Ob und, wenn ja,

wann Patienten davon profitieren könnten, sei völlig ungewiss. Hardy Müller vom Wissenschaftlichen Institut der Techniker Krankenkasse hält die individualisierte Medizin gar für »Etikettenschwindel und eine finanzielle Bedrohung des Gesundheitssystems«.

Trotz dieser vagen Aussichten boomt der neue Forschungszweig. In der einschlägigen Datenbank für medizinische Fachartikel »Pubmed« fanden sich zum Thema individualisierte Medizin im Jahr 2000 nur zehn Publikationen. 2005 waren es schon 93 und im Jahr 2010 bereits 910 Fachveröffentlichungen. Dafür muss man den Marketingstrategen der Pharmaindustrie ein Kompliment machen. Denn das Schlagwort von der »individualisierten Medizin« war noch in den 1990er Jahren ideologisch vereinnahmt von Naturheilkundlern, Kügelchendrehern und Kräuterfexen, die sich mit den Parolen individuell und ganzheitlich von der angeblich bösen und bornierten Schulmedizin abgrenzen wollten.

Inzwischen haben Arzneimittelhersteller den Begriff besetzt. Individualisierte Medizin steht heute für den Ansatz, mit Hilfe genetischer Marker (Biomarker oder Tumormarker) zu erkennen, welcher Patient von welchen Medikamenten in welcher Dosierung profitiert. Die moderne Kombination »molekular«, »bio« und »individuell« gilt als unschlagbar.

Zuvor galt freilich: Gute Ärzte haben Patienten schon immer individuell behandelt, ohne dass dies hätte betont werden müssen. Wird heute von individualisierter Medizin gesprochen, geht es hingegen um wirtschaftliche, forschungspolitische und gesundheitspolitische Interessen. Den Patienten kommt das nicht zugute. Denn die Pharmaindustrie, man muss es so deutlich sagen, steckt in der Krise. Viele lukrative Patente laufen aus. Echte Innovationen und Therapieverbesserungen wären dringend nötig, gerade in der Krebsmedizin oder zur Behandlung der multiplen Sklerose. Doch die Zahl der Medikamentenzulassungen hat sich seit den 1990er Jahren ungefähr halbiert, obwohl die Genehmigung immer schneller erfolgte.[3] Tatsächlich neu war aber nur ein kleiner Teil der Mittel. Thomas Lönngren, langjähriger Direktor der europäischen Arzneimittelbehörde EMA, hält gar 60 Milliarden der 85 Milliarden Dollar, die von der Pharmaindustrie weltweit jedes Jahr in die Erforschung und Entwicklung neuer Medikamente fließen, »für verschwendet, betrachtet man, wie wenig neue Mittel dabei herauskommen«.

Andrew Witty, Vorstandsvorsitzender von GlaxoSmithKline, einem der weltgrößten Pharmakonzerne, hat 2010 im britischen Magazin »The Economist« erklärt, seine Aktionäre würden es sich nicht länger bieten lassen, dass so viel Geld ohne erkennbaren Nutzen investiert werde.[4] Die Branche der Arzneimittelhersteller hat daher längst den Kurs geändert. Statt verstärkt Mittel gegen Volkskrankheiten zu entwickeln oder auf die großen Blockbuster zu setzen, werden sogenannte Nichebuster beworben – teure, neue Medikamente, die für immer kleinere Zielgruppen mit immer selteneren Erkrankungen gedacht sind.

Doch auch in der Nische ist der Nutzen fraglich. Von 18 Arzneimitteln mit neuen Wirkstoffen, die 2010 in Deutschland bis zum Oktober auf den Markt gebracht wurden, waren nur fünf von therapeutischer Relevanz, hat eine Analyse des Heidelberger Pharmakologen Ulrich Schwabe ergeben, der den kritischen »Arzneiverordnungsreport« herausgibt. In anderen Ländern ist die Situation ähnlich. Das unabhängige Pharmafachblatt »Revue Préscrire« vergab nur an 17 von 104 angeblichen Innovationen auf dem Medikamentensektor in Frankreich die Bewertung »womöglich hilfreich« oder »bietet gewisse Vorteile«. Kein Mittel war jedoch so überzeugend, dass es die bisherige Standardtherapie verdrängt hätte.

Und die Patienten? Die US-Medikamentenbehörde FDA ließ beispielsweise einen neuen Antikörper für die Behandlung von fortgeschrittenem Dickdarmkrebs zu – dadurch überlebten Patienten 1,7 Monate länger. Die Zeit ohne Krebswachstum war 0,9 Monate länger. Während der Behandlung klagten 85 Prozent der Patienten über Hautschäden. Der Onkologe Tito Fojo und die Ethikerin Christine Grady kritisieren solche Erfolgsmeldungen als teure Augenwischerei: »Solche Ergebnisse führen zu der dringlichen Frage: Was zählt als Erfolg in der Krebstherapie? Und welchen Preis ist ein so geringer Nutzen wert?«[5]

Dass eine vorgeblich maßgeschneiderte Krebstherapie in vielen Fällen nicht erfolgreich sein kann, liegt an der Beschaffenheit der meisten Tumore. Kürzlich wurde gezeigt, dass allein beim Bauchspeicheldrüsenkrebs die enorme Zahl von 2516 Genen fehlreguliert sein kann. Welcher molekulare Marker soll diese entdecken, und auf welche Veränderung soll sich die Therapie konzentrieren? Es ist für einen Tumor eine Ausnahme, wenn er – wie im Fall der chronisch myeloischen Leukämie – bei 90 Prozent der Patienten auf eine einzige Chromosomenveränderung zurückgeht. Die daraus resultierende Überproduktion weißer Blutkörperchen kann gezielt mit dem Wirkstoff Imatinib (Handelsname Glivec) unterbunden werden. Doch diese rare Erfolgsgeschichte eines Medikaments rechtfertigt nicht die Übertreibungen und Propagandaartikel, in denen so getan wird, als ob die individualisierte Medizin bereits Alltag sei oder kurz vor dem Durchbruch stehe.

Das gegenwärtige Konzept der individualisierten Medizin krankt zudem daran, dass es eingeengt ist auf die Biochemie und nach Eigenheiten von Rezeptoren oder molekularen Charakteristika der Krebszellen und Krankheitsgene sucht. Ob eine Therapie anschlägt, ist aber auch von der psychischen Verfassung der Patienten abhängig. Wer sich von einer Chemotherapie Heilung erhofft, wird mehr davon profitieren als ein Patient, der seinen siechen Körper mit Giften traktiert sieht – durch die identische Behandlung. Die Bedeutungserteilung, wie der Chirurg Bernd Hontschik diesen Prozess nennt, beeinflusst die Wirkung einer Therapie. »Jeder Patient ist individuell«, sagt der Arzt. »Ich wüsste nicht, was zehn Diabetiker gemeinsam haben außer einem entgleisten Blutzuckerspiegel.«

Obwohl Belege für den Nutzen einer individualisierten Medizin fehlen, unterstützt die Politik die Neuausrichtung. Das Arzneimittelmarktneuordnungsgesetz (AMNOG), auf Betreiben der Regierungskoalition seit Januar 2011 in Kraft, nimmt Medikamente gegen seltene Erkrankungen aus der für Patienten so wichtigen Nutzenbewertung aus. Damit kann jedes Mittel unter dem Schlagwort individualisierte Medizin zum Mittel gegen seltene Leiden werden. Es wird zugelassen, ohne dass klar ist, ob Patienten etwas davon haben. »Manchmal muss man befürchten, dass statt evidenzbasierter Medizin die marketingbasierte Medizin dominiert«, sagt Wolf-Dieter Ludwig, und es klingt nicht sehr hoffnungsvoll.

## Blutwerte ohne Wert

Sie gelten unter Ärzten wie Patienten als Fetisch. Vor kaum einer Untersuchung haben Kranke so viel Angst wie vor der Bestimmung von Biomarkern. Obwohl es sich nur um eine Blutabnahme handelt, wird den Werten hellseherische Kraft zugebilligt. Besonders Tumormarker gelten vielen Patienten als Hinweis dafür, ob Krebs wuchert, vor sich hin schlummert oder gar besiegt worden ist. Die regelmäßige Messung dieser Blutwerte ist ein lukratives Geschäft. Verantwortungsvolle Ärzte wissen aber längst, dass es unseriös wäre, anhand der Marker auf den Verlauf des Leidens oder auf mögliche Therapieerfolge zu schließen. Inzwischen schlagen Mediziner Alarm. Ärzte der Stanford-Universität haben gezeigt, wie sehr der Wert von Biomarkern in der Fachwelt übertrieben wird.

Die Präventionsexperten John Ioannidis und Orestis Panagiotou haben nachgewiesen, dass Ärzte die Bedeutung der Biomarker oft falsch bewerten.[6] »Man sollte den größeren Zusammenhang sehen«, sagt Ioannidis. »Und angebliche wissenschaftliche Beweise müssen genau hinterfragt werden.« In 29 von 35 Beispielen, die sie untersuchten, waren erste Berichte über Tumormarker massiv übertrieben. Spätere gründliche Analysen relativierten die angeblichen Risiken, wenn Biomarker im Blut erhöht waren. Trotzdem wurden Studien mit extremen Ergebnissen viel häufiger zitiert.

Eine Untersuchung von 33 Familien, in denen das mutierte Brustkrebsgen BRCA 1 gehäuft auftrat, ergab, dass Angehörige auch ein mehr als vierfach erhöhtes Risiko für Dickdarmkrebs in sich trugen. Die kleine Studie aus dem Jahr 1994 wurde mehr als tausendmal in der Fachliteratur von anderen Krebsärzten zitiert. Später wurden in einer Überblicksarbeit die Daten Hunderter Familien mit dem Gendefekt ausgewertet. Die große Analyse zeigte, dass die Risiken für einen Darmtumor viel geringer und in einigen Untersuchungen überhaupt nicht vorhanden waren. Diese Studie wurde nur 26-mal zitiert.

Ärzte scheinen eine Vorliebe für beeindruckende Risikovorhersagen zu haben, denn viel öfter berufen sie sich auf Studien, in denen Gefahren schillernd ausgemalt werden. »Forscher interpretieren ihre Daten kreativ – so funktioniert Wissenschaft nun mal, und wir wollen auch niemanden an den Pranger stellen«, sagt Ioannidis, der immer wieder die Glaubwürdigkeit der Forschung hinterfragt. »Aber man muss sich die Beweise genau anschauen und die Ergebnisse verifizieren und wiederholen, bevor man sie als Faktum hinnimmt.«

»Biomarker haben eine nicht gerechtfertigte Euphorie ausgelöst«, sagt der Onkologe Wolf-Dieter Ludwig. »Sie sind kaum aussagekräftig, denn die meisten Daten wurden rückwirkend erhoben. Man kann daher nicht sagen, welche Patienten von einer Therapie besonders profitieren.« Viele Krebsmittel wirken nur bei 25 Prozent der Kranken. Theoretisch könnten Biomarker anzeigen, bei welcher Untergruppe die Behandlung etwas nützt und bei welcher großen Gruppe Krebskranker sie überflüssig ist – doch diese Daten gibt es nicht.

Auch die Aussagekraft der Homocystein-Konzentration im Blut wurde lange überbewertet. War der Wert erhöht, galt das als ähnlich schlimm wie stark erhöhtes Cholesterin.[7] 1991 zeigte eine Studie, dass bei 16 von 38 Patienten mit Schlaganfall, bei 7 von 25 Patienten mit arterieller Verschlusskrankheit und bei 18 von 60 Kranken mit engen Kranzgefäßen erhöhte Werte der Aminosäure vorlagen. In einer Vergleichsgruppe Gesunder wiesen hingegen alle normale Blutspiegel auf – von einer mehr als 20-fach erhöhten Gefahr schrieben die Forscher. Die Studie wurde 1450-mal zitiert; erhöhte Homocystein-Werte sind seitdem in Ärztekreisen als Risikofaktor für Herz-Kreislauf-Leiden etabliert. Eine Studie an mehr als 16000 Patienten aus dem Jahr 2000 ergab zwar nur ein 1,5-fach erhöhtes Risiko, wurde aber kaum wahrgenommen und nur 37-mal zitiert. Immerhin erstatten die Krankenkassen den 30 Euro teuren Test nur noch in Ausnahmefällen. Trotzdem werden diese und ähnliche Blutuntersuchungen Patienten als Individuelle Gesundheitsleistungen (IGeL) angeboten, die sie selbst zahlen müssen.

»Viele Biomarker-Studien sind methodisch zweifelhaft, haben zu wenige Teilnehmer und beschränken sich nur auf Extremfälle«, kritisiert der Epidemiologe Patrick Bossuyt von der Universität Amsterdam. »Trotzdem werden zu hohe Erwartungen geweckt, und zwischen Hoffnung und Hype besteht oft nur ein schmaler Grat.« Werden die Wirkungen übertrieben, sind Enttäuschungen unausweichlich.

# Die Krankheitserfinder

## Krank zu sein bedarf es wenig

Was darf's sein: Alzheimer, weibliche Unlust, Depression, Prä-Diabetes oder doch nur Cellulite? Diagnosen sind für alle da. Die Medizinwirtschaft ist darauf angewiesen, ständig neue Krankheiten zu erfinden oder bestehende Leiden auszuweiten. Gesund ist das nicht.

Das ABC der erfundenen Krankheiten buchstabiert sich so: Alzheimer, Burn-out, Cellulite. Für wen nichts Passendes dabei ist, der kann den Reigen der Modeleiden auch mit ADHS, Bluthochdruck und dem Chronischen Erschöpfungssyndrom beginnen. Für jeden Buchstaben des Alphabets lassen sich mühelos mehrere Einträge finden – über D wie Depression und S wie Sozialphobie bis hin zu Z wie Zappelbeinen, die Kenner allerdings als Restless Legs bezeichnen.

Moment, das gibt es doch alles! Die Nachbarin hat Alzheimer, der Onkel schluckt Blutdrucktabletten, der Kollege ist depressiv. Längst sind diese Diagnosen in den Alltagswortschatz wie in Krankheitskataloge, Leitlinien und Abrechnungscodierungen eingegangen. Leugnen zwecklos. Etliche Medizinerkarrieren wurden mit der Erforschung von Wechseljahren und Schlafstörungen begründet. Was einst als normale Phase im Leben einer Frau galt, beziehungsweise als Variation der Nachtruhe, ist inzwischen ein verdächtiges Leiden. Es muss diagnostiziert, kontrolliert und therapiert werden.

Kinder sind besonders intensiver Überwachung ausgesetzt. Was würden junge Eltern auch machen, wenn es nicht in vielen Kliniken Schreiambulanzen gäbe, in denen sie sich beruhigen lassen können, dass dem plärrenden Nachwuchs nichts fehlt? Kinderärzte spezialisieren sich auf Ein- und Durchschlafstörungen, erforschen Teilleistungsschwächen und Schwerbegabungen, testen auf Aufmerksamkeitsdefizit und Hyperaktivität. Durch diesen Parcours der drohenden Diagnosen kommen nur Kinder, deren Eltern noch wissen, dass Umwege die Ortskenntnis erhöhen und dass Lärm, Streit und Durcheinanderplappern ein Erkennungszeichen der 18-Monatigen bis 18-Jährigen sind und dass Lebensläufe nach Norm nur in der Phantasie von Personalchefs vorkommen.

Die Mechanismen der Krankheitserfinder und -dramatisierer funktionieren ähnlich, und sie funktionieren erstaunlich gut. Der Gesundheitsmarkt profitiert von einer Dreifaltigkeit der Bedürfnisse: Einer therapiesüchtigen Gesellschaft bietet eine boomende Befindlichkeitsindustrie Leiden und Leidensablass für jede Lebenslage. Pharmafirmen im Verein mit geschäftstüchtigen Ärzten helfen, Lebensläufe von der Wiege bis zur Bahre zu pathologisieren und Menschen krankzureden. Unterschiede in der Entwicklung und Schwankungen der Leistung werden plötzlich als pathologisch definiert. Dieser Vorgang wird als Medikalisierung bezeichnet: Was früher als normal galt, wird von der Medizin für abweichend und behandlungsbedürftig erklärt. Der englische Begriff »Disease Mongering« trifft die Entwicklung besser; er bedeutet so viel wie »Handeln mit Krankheit«.

Das Perfide an den zahlreichen Krankheitsangeboten, die neu auf den Markt kommen: Es gibt viele der Leiden tatsächlich. Aber sie treten längst nicht so gravierend oder verbreitet auf wie von interessierten Kreisen behauptet – oder haben keinen Krankheitswert. Oft ist die Diagnose zwar nicht völliger Nonsens, aber eben zu großen Teilen ein Geschäftsmodell. Nur wenige Erkrankungen sind komplette Neuerfindungen. Die seltene frühe Glatzenbildung bei der Frau als therapiebedürftige Krankheit zu vermarkten, schlug fehl. Da half es auch nichts, dass die von der Pharmaindustrie beauftragte PR-Agentur bis zu 30 Prozent der Frauen als betroffen darstellte. Auch die – medizinisch völlig abstrusen – Wechseljahre des Mannes werden trotz intensiver Bemühungen der Urologen und Testosteronhersteller und einiger fehlgeleiteter Manager, die sich das Zeug spritzen lassen, nicht von der potentiellen Kundschaft akzeptiert.

Wirksamer ist es, neue Klienten für eine bestehende Krankheit zu gewinnen. Das einfachste Rezept: Grenzwerte senken. Natürlich gibt es Bluthochdruck, und es ist schädlich für das Herz, wenn er dauerhaft bei 180/100 mm Hg liegt. Das Gleiche gilt fürs Cholesterin und andere Blutfette, die in höchsten Konzentrationen Arterien zukleistern können. Inzwischen haben Europas Kardiologen den Normbereich für Blutdruck und Cholesterin allerdings so weit gedrückt, dass fast 80 Prozent aller Erwachsenen behandlungsbedürftig wären, würden die Empfehlungen der Herzärzte berücksichtigt.[1]

Vielversprechend ist auch der Versuch von Medizinern und Industrie, vor drohender Krankheit zu warnen, bevor es Anzeichen dafür gibt oder sie Beschwerden macht. Wehret den Anfängen! Inzwischen gibt es Prä-Diabetes, Prä-Hypertonie, Prä-Demenz und Prä-Osteoporose. Wer trotz rigoros erniedrigter Grenzwerte noch ein normales Blutbild, normalen Blutdruck und seine Knochen und Nerven beisammenhat, ist trotzdem ständig in Gefahr, so die perfide Botschaft.

Solange die Medizin weiterhin fast ausschließlich nach den Kriterien von Markt und Wachstum bemessen und bezahlt wird, steigen nicht nur die Ausgaben unaufhörlich weiter, sondern es sind auch ständig neue Krankheiten und Diagnosen nötig. Das liegt in der Logik einer Medizinwirtschaft, die permanent auf eine Stimulation der Nachfrage angewiesen ist. Werden zuvorderst marktwirtschaftliche Kriterien an die

Heilkunde angelegt, führt dies dazu, dass munter weiter Krankheiten erfunden und Therapieempfehlungen ausgeweitet werden. Das ist zwar gelegentlich amüsant – eine Persiflage findet sich bei Youtube unter dem Suchwort »motivational deficiency disorder« –, meistens aber gefährlich. Denn die neuen Krankheiten ziehen neue Diagnosemethoden und Behandlungen und deren Nebenwirkungen nach sich, und dadurch werden Menschen nicht gesünder, sondern kränker.

Aus Ängsten lässt sich besonders gut Kapital schlagen. Und Ängste haben die Menschen in wohlhabenden Ländern genug. Angst vor dem Alter und vor zunehmender Vergesslichkeit. Angst vor Haarausfall und Übergewicht. Angst vor nachlassender Potenz und mangelnder Lust. Angst, irgendwann nicht mehr mithalten zu können, in der Leistung nachzulassen, durch das Raster zu fallen.

Keine Angst! Wir haben was dagegen. Beispiel Alzheimer. Natürlich gibt es zahlreiche Demenzformen, die besonders im Alter auftreten und mit Störungen des Gedächtnisses und dem Verfall anderer kognitiver Leistungen einhergehen. Das Buch »Vergiss Alzheimer!« der Journalistin Cornelia Stolze zeigt schlüssig, dass Alzheimer keine Krankheit ist, sondern ein »gezielt geschaffenes Konstrukt, mit dem sich Ängste schüren, Forschungsmittel mobilisieren, Karrieren beschleunigen, Gesunde zu Kranken erklären und riesige Märkte für Medikamente schaffen lassen«.[2] Schließlich trifft die Angst vor dem Vergessen den Nerv alternder Gesellschaften.

Was, Alzheimer soll eine Erfindung sein? Wem das zu reißerisch vorkommt, der sei auf das Buch »Mythos Alzheimer« des renommierten Demenzforschers Peter Whitehouse verwiesen.[3] Er beschreibt im Kapitel »Die Geburt des Alzheimer-Imperiums«, wie sich während seiner Arztlaufbahn der Begriff für kognitive Beeinträchtigungen von »Senilität« über »senile Demenz« hin zu »senile Demenz vom Alzheimertyp« und »Alzheimerkrankheit und verwandte Störungen« bis zur derzeit gültigen »Alzheimerkrankheit« gewandelt habe. Hier geht es nicht nur um Terminologie. Von der »aggressiven Medikalisierung der Gehirnalterung« profitieren laut Whitehouse Forschungseinrichtungen, Wissenschaftler und die Industrie, obwohl die Akteure »wissen, dass es keine singuläre Krankheit namens Alzheimer gibt und dass wir es mit einem komplexen, wissenschaftlich unpräzisen sozialen Konstrukt zu tun haben, für das es wohl niemals eine Heilung geben wird«.

Die Depression ist zweifellos ein fürchterliches Leiden. Mittlerweile wird sie allerdings bei zu vielen Menschen diagnostiziert – die Zahl der psychisch Kranken habe nicht zugenommen, wohl aber die derjenigen, die als solche behandelt werden, monieren kritische Mediziner. In ihrem Buch »The Loss of Sadness«[4] beschreiben Allan Horwitz und Jerome Wakefield, wie Psychiatrie und Pharmaindustrie aus normaler Traurigkeit eine depressive Erkrankung gemacht haben. Verschreibungszahlen für Psychopharmaka spiegeln das wider: Mit Einführung der neuen Antidepressiva vom Typ SSRI in den 1980er und 1990er Jahren, deren Wirksamkeit zuletzt stark angezweifelt wurde, stieg auch die Zahl der angeblich Kranken. In den USA hat sich die Zahl derjenigen, die wegen einer Depression behandelt werden, allein in der Zeit von 1987 bis 1997 von 1,7 auf 6,3 Millionen fast vervierfacht. Inzwischen liegt sie weiter über zehn Millionen.

Trotz der massiv gestiegenen Zahl an Depressiven wird das Leiden bei etlichen Betroffenen nicht erkannt; es gibt ein Miteinander an Über- und Unterdiagnostik. Der Gesundheitswissenschaftler Norbert Schmacke[5] warnt schon länger davor, dass sich die Behandlung mit Antidepressiva »zu einem modernen Nahrungsergänzungsbestandteil entwickelt, weil es am Ende nicht mehr gelingen wird, das normale Maß an schlechten Stimmungen von dem behandlungsbedürftigen Kern von Depressionen mit Krankheitswert abzugrenzen«.

Selbst harmlose Begriffe wie Cellulite haben eine erstaunliche Karriere hingelegt. Die Neuschöpfung von Nicole Ronsard, Betreiberin eines New Yorker Schönheitssalons, brachte seit 1973 werbewirksam die ebenso grundlosen wie häufigen Ängste vieler Frauen auf den Punkt. Da die Veränderungen an Beinen, Hüften und Po dem Relief einer Waffel nachempfunden sind, liegt der Verdacht nahe, dass hier tatsächlich Zellen pathologisch verändert sind. Und die umgangssprachlich als »Zellulitis« beschriebene Metamorphose der weiblichen Weichteile klingt durch die medizinische Endung -itis nach einer Entzündung, die unbedingt behandelt werden sollte, bevor es zu spät ist. Mit nutzlosen Mitteln gegen die Hügel unter der Haut werden jährlich Millionenumsätze gemacht.

Der australische Medizinkritiker Ray Moynihan hat sich besonders intensiv mit der Branche der Krankheitshändler beschäftigt. In seinem Buch »Sex, Lies and Pharmaceuticals« zeichnet er nach, wie die Arzneimittelindustrie Schwankungen der weiblichen Lust pathologisiert. Pharmafirmen unterstützten nicht nur die Erforschung des angeblichen Leidens »Female Sexual Dysfunction«, sondern die Pillenhersteller halfen entscheidend dabei mit, das entsprechende Krankheitsbild zu erfinden.[6]

Je nach Stand der Arzneientwicklung änderte sich der Fokus. Wurden Mittel erforscht, die den Blutfluss steigerten, galt die »Insuffizienz« der Vaginaldurchblutung als Ursache der vermeintlichen weiblichen Unlust. War ein Testosterongel für Frauen der heiße Kandidat, wurde ihnen Hormon-»Mangel« unterstellt. Als ein Psychopharmakon erforscht wurde, das die Neurotransmitter im Gehirn beeinflusst, war die mangelhafte Libido der Frauen plötzlich Kopfsache, und es galt, ein Problem im Hirn der Frau zu lösen. Um den Bedarf anzukurbeln, gaben Arzneihersteller gelenkte Umfragen in Auftrag, wonach bis zu 60 Prozent der Frauen an sexueller Unlust litten, und bezahlten Forscher für einseitige Meinungen.

Bisher ist der Erfolg der Kampagne verhalten, aber der Markt ist offen für weitere Krankheitsangebote. Schließlich gibt es keine Gesunden, nur Menschen, die noch nicht genug untersucht worden sind. Diagnosen sind für alle da.

## Jahrmarkt der Krankheiten

Man stelle sich vor, ein passionierter Leser der Medizinfibel »Pschyrembel« ließe sich aus dem Jahr 1992 in das Jahr 2012 versetzen. Dem gebildeten Kranken würden die Augen übergehen angesichts der Leidensangebote, die sich entwickelt haben. Schüchternheit heißt plötzlich Sozialphobie. Der Begriff Trauer ist rar geworden – das sind mittlerweile alles Depressionen. Unruhige Beine haben als Restless-Legs-Syndrom Karriere gemacht. Jedes Kind bekommt jetzt eine Diagnose – kaum ein Schüler, der nicht an ADS oder ADHS leidet. Neuerdings gibt es die Aufmerksamkeitsstörung sogar für Erwachsene.

Unter der Gürtellinie hat sich auch viel getan, vor allem, wenn sich nichts tut. Aus Impotenz ist die Erektile Dysfunktion geworden. Glaubt man einschlägigen Statistiken, leiden demnächst mehr Menschen daran, als es Männer gibt. Im Zuge der Gleichberechtigung haben auch Frauen eine sexuelle Störung mit Krankheitswert: Gelegentliche Lustlosigkeit ist als »Female Sexual Dysfunction« (FSD) behandlungsbedürftig.

Dutzende neue Leiden sind auf dem Markt, zudem ist die Zahl jener gestiegen, die sich mit herkömmlichen Krankheiten plagen. Der logische Schluss des Zeitreisenden aus dem Jahr 1992 würde lauten: Die Welt ist kränker geworden. Eine wahrscheinlichere Erklärung ist jedoch, dass immer mehr Menschen von einer Befindlichkeitsindustrie aus Ärzten, Pharmafirmen und anderen Profiteuren im Gesundheitsmarkt krankgeredet werden.

Dazu muss man ein Leiden gut verkaufen. Das Rezept ist

einfach. Man nehme eine körperliche Befindlichkeit und behaupte, dass etwas mit ihr nicht stimme. Dann betone man, dass viel Leid verhindert werden könne, wenn endlich mehr Menschen therapiert würden. Im Folgenden übertreibe man die Zahl der Betroffenen; mindestens ein Drittel der Bevölkerung sollte an dem bisher unterschätzten Problem leiden. Ein banales Symptom wie Husten, das vom grippalen Infekt bis zu Krebs alles bedeuten kann, wird sich finden, mit dem Menschen verängstigt werden können. Dann braucht man Rechenkünstler, die mit selektiver Statistik den Nutzen der Behandlung übertreiben. Unterstützend sind PR-Aktionen nötig, in denen die Therapie als risikofreies neues Wundermittel angepriesen wird. Fertig ist die neue Krankheit inklusive Behandlungsangebot.

Um immer mehr Bereiche des körperlichen, psychischen und sozialen Erlebens als kontroll- und therapiebedürftig zu erklären, müssen Risikofaktoren benannt werden. Eine Schwankung des Befindens wird so schnell zu einem Leiden, das behandelt werden muss. Der Alltag steht unter permanenter Selbst- und Fremdbeobachtung. »Man versucht, Leute, denen es gutgeht, davon zu überzeugen, dass sie krank sind – oder leicht Kranke, dass sie schwer krank sind«, so die Formel der inzwischen verstorbenen Medizinkritikerin Lynn Payer.[7]

Typischerweise werden dazu normale Körpererfahrungen als krankhaft gedeutet – oder die Definition einer Krankheit wird ausgeweitet, bis milde und sogar beschwerdefreie Verläufe als »Prä-Erkrankung« gelten. Viele Ärzte sehen Risikofaktoren wie erhöhtes Cholesterin schon als Krankheit selbst an. In der Folge werden Laborwerte behandelt und nicht Kranke, und im Fall des Cholesterins wird darüber hinweggegangen, dass fast die Hälfte der Infarktopfer normale Blutfette aufweist.

Steven Woloshin und Lisa Schwartz haben gezeigt, wie das Restless-Legs-Syndrom verkauft wird.[8] Die Pharmafirma GlaxoSmithKline will seit 2003 mehr Aufmerksamkeit für das Leiden wecken. Zunächst gab es übertriebene Presseerklärungen von Neurologenkongressen zu Erfolgen mit der Arznei Ropinirol. Dann informierte die Firma über die »unterschätzte Krankheit, die Amerika nachts wach hält«. 2005 ließ die US-Zulassungsbehörde FDA das Mittel zu, »seither wurden Millionen ausgegeben, um das Syndrom in das Bewusstsein von Ärzten wie Konsumenten zu bringen«, so Woloshin.

Die Medien helfen bei der Vermarktung von Leid. In Zeitungsartikeln, die Woloshin und Schwartz untersuchten, wurde fast immer die Häufigkeit der angeblichen Erkrankung übertrieben und zu mehr Diagnose und Therapie geraten. In der Fachliteratur ist hingegen schnell zu erkennen, dass höchstens zwei und nicht zehn Prozent der Bevölkerung, wie immer wieder behauptet, an unruhigen Beinen leiden. Doch auch von den zwei Prozent sind nicht alle behandlungsbedürftig. Wenn Ropinirol erwähnt wurde, kamen oft Patienten zu Wort, die dem Mittel Wunderkraft attestierten. Der fragwürdige Nutzen und Nebenwirkungen der Arznei – 38 Prozent der Patienten leiden unter Übelkeit – wurden kaum aufgegriffen.

Italienische Epidemiologen um Marina Maggini haben am Beispiel der Demenz-Forschung gezeigt, wie »Arzneien auf der Suche nach einer Krankheit« entwickelt werden.[9] Donepezil und weitere Mittel zur Behandlung von schwerem Alzheimer wurden bei anderen Formen der Demenz eingesetzt, auch wenn Beweise für die Wirksamkeit fehlten. Um einen Effekt messen zu können, wurden 23 klinische Bewertungen und Tests ausprobiert, die aber nicht als sinnvoll für die entsprechende Erkrankung anerkannt waren. Die Medikamente wurden immer häufiger verwendet, auch wenn Übersichtsstudien ergaben, dass sie bei der Mehrheit der Patienten nicht ansprachen.

Für die New Yorker Psychiaterin Leonore Tiefer ist die Pathologisierung weiblicher Lust »ein Lehrbuchbeispiel« dafür, wie Krankheiten erfunden werden.[10] Schon bevor Viagra 1998 zugelassen wurde, suchte die Industrie nach pharmakologischen Stimuli für die Frau. 1997 fand in Cape Cod eine pharmagesponserte Konferenz zum Thema statt: »Bewertung der weiblichen Sexualfunktion in klinischen Studien«. Seitdem haben Urologen viel dafür getan, mangelnde Lust als »Female Sexual Dysfunction« (FSD) zu popularisieren. In Boston eröffnete die Women's Sexual Health Clinic, seit 2004 gibt es das »Journal of Sexual Medicine«, das Beilagen der Industrie zur FSD veröffentlicht. Willige Mediziner lieferten schon 1999 passende Daten, wonach angeblich mehr als 40 Prozent der Frauen unter FSD leiden.[11] Pfizer, der weltgrößte Pharmakonzern, versuchte jahrelang – letztlich vergeblich – den Markt für Viagra zu erweitern und damit die »female sexual arousal disorder« zu behandeln. Für John Bancroft, früher Direktor des Kinsey-Instituts, sind diese Kampagnen ein »klassisches Beispiel dafür, wie weibliche Sexualität mit vorgefassten, männlichen Diagnosekriterien erfasst werden soll«. Auch die bipolare Störung, wie manisch-depressive Leiden genannt werden, wird häufiger. Die Erkrankung, die zu den schlimmsten Leiden zählt, wird in psychiatrischen Klassifikationen seit 1980 geführt. Durch Erweiterungen der Krankheitskriterien erhöhte sich die Zahl der Betroffenen von 0,1 auf fünf Prozent, wie David Healy von der Universität Cardiff nachgewiesen hat.[12] Zudem entdeckten die Firmen einen neuen Markt: Manisch-depressive Leiden sollten nicht nur behandelt werden – Psychopharmaka der neuen Generation wie Olanzapin, Risperidon und Quetiapin wurden fortan auch vorbeugend angepriesen. Zugleich wurden Fachzeitschriften wie »Bipolar Disorders« und »Journal of Bipolar Disorders« gegründet. Parallel entstanden Fachgesellschaften mit Hilfe der Industrie. Diese Tätigkeit zeigt sich auch in der wachsenden Zahl der Fachartikel zum Stichwort »Mood Stabilizer« (Stimmungsaufheller): Während zu Beginn der 1990er Jahre weniger als zehn Beiträge jährlich zu dem Thema zu finden waren, sind es seit 2001 jedes Jahr mehr als 100. Dass die Medikamente das Risiko für Selbsttötungen eher erhöhten, blieb in den meisten Artikeln unerwähnt. David Healy kam in einer Analyse der absoluten Zahlen auf mehr als doppelt so viele Suizide unter der Therapie.

Auch die Konsumenten werden im Auge behalten: Auf firmennahen Webseiten für Patienten ist über Olanzapin zu lesen: »Bipolare Störungen sind oft eine lebenslange Erkrankung, die eine lebenslange Behandlung erforderlich macht. Symptome kommen und gehen, aber die Erkrankung bleibt. Die Menschen fühlen sich besser, weil die Arznei wirkt, und fast jeder, der sie absetzt, wird wieder krank. Je mehr Rückfälle man hat, umso schwerer sind sie zu behandeln.« Die Auswirkungen solcher PR-Strategien sind schwer zu erfassen. In Texas hat eine Mutter die Diagnose ihrer zweijährigen Tochter korrigieren lassen. Das Mädchen galt als aufmerksamkeitsgestört, wurde dann aber als einer der jüngsten Patienten überhaupt als bipolar erkrankt eingestuft. Der Psychiater Klaus Dörner hat den Diagnosewahn allein bei den Psycholeiden berechnet und ermittelt, dass an Angststörungen, Süchten, Demenzen, Depressionen, Panikattacken und Schizophrenie absurde 210 Prozent der Deutschen leiden würden, wenn man offizielle Schätzungen addiert.[13]

»Es besteht dennoch Grund zur Hoffnung«, sagt Ray Moynihan von der australischen Universität Newcastle. Medien trügen zwar dazu bei, dass Krankheiten erfunden und verkauft werden. Inzwischen gebe es aber nicht nur in der europäischen Presse ein Bewusstsein für Usancen der Befindlichkeitsindustrie. »How Glaxo marketed a malady to sell a drug« (Wie Glaxo eine Krankheit vermarktet hat, um ein Medikament zu verkaufen) hieß eine Überschrift im »Wall Street Journal«, als der Pharmakonzern ein Mittel gegen das Restless-Legs-Syndrom propagierte. Die »New York Times«

brachte im März 2008 eine Geschichte mit dem Titel »Drug approved. Is disease real?« (Medikament zugelassen, gibt es die Krankheit überhaupt?). Anlass war eine neue Arznei gegen Fibromyalgie – das Leiden mit den unklaren Muskelschmerzen. In der öffentlichen Wahrnehmung und bei Verbraucherschützern sei das Problem erkannt, so Moynihan.
Beschwerdefreie Gesunde können sich den Angeboten der Krankheitsverkäufer schwer entziehen. »Zum Ausgangspunkt für ärztliches Handeln kann schließlich alles werden, was von Normwerten abweicht oder sich als Vorzeichen solcher Abweichungen finden lässt«, sagt der Freiburger Soziologe Ulrich Bröckling. Um sich dagegen zu wehren, fordert Moynihan Datenbanken, in denen die Strategien der Krankheitsverkäufer dokumentiert werden. »Wenn man zudem zeigt, welche Kosten durch unnötige Medikalisierung entstehen, würden wohl auch Versicherungen und Politiker endlich aktiver werden.«

## Ein ganzes Land krankgeschrieben

Schotten sind Virtuosen an der Fritteuse. Sie werfen Schokoriegel in heißes Fett und servieren das Zeug als »Deep fried Mars Bar«, 40 Prozent der schottischen Imbissbuden bieten laut einer Erhebung solche Leckereien an. Ähnlich populär ist »Deep fried Pizza« – die Tiefkühlpizza wird direkt in die Fritteuse gegeben, als Beilage werden Pommes gereicht. Vergleichsweise harmlos ist da Haggis, eine Spezialität aus gehäckselten Schafsinnereien. Wer seine Geschmacksknospen derart stimuliert, kann auch die quietsch-orangene Limonade Irn-Bru trinken, die einem chemischen Kombinat zu entstammen scheint.
Wenn es ihnen schmeckt. Doch so leicht kommen die Bravehearts nicht davon. Ärzte und Wissenschaftler aus Schottland

schlagen Alarm und beklagen, dass 97,5 Prozent aller Schotten krank sind oder es aufgrund ihrer »gefährlichen Lebensweise« bald werden.[14] Viele Schotten rauchen, trinken zu viel Alkohol, bewegen sich kaum, sind zu dick – und was sie essen, ist nicht nur zu viel, sondern meist auch ungesund. Für 86 Prozent der Schotten treffen mindestens zwei dieser Risikofaktoren zu, für 20 Prozent sogar alle fünf, wie die Untersuchung ergab.

Obwohl die Schotten in einschlägigen Erhebungen zur Gesundheit nie gut abschneiden – dort erleiden Menschen öfter Infarkte und Schlaganfälle als die Bewohner Frankreichs, Italiens oder Spaniens –, ist es übertrieben, ein ganzes Land als krank zu bezeichnen. Alkohol, Übergewicht und Bewegungsmangel machen schließlich nur im Exzess krank. »Manche Pharmafirmen, Ärzte und andere Profiteure im Gesundheitswesen sehen ihre Aufgabe darin, neue Krankheiten auf den Markt zu bringen – oder Medikamente, die ihre Krankheit noch suchen«, sagt Michael Kochen. »Durch immer niedrigere Grenzwerte werden immer größere Kreise der Bevölkerung krankgeredet.«

Die strengen Maßstäbe, nach denen Übergewicht schon bei Body-Mass-Index 25 beginnt, wurden erst 1996 von der Weltgesundheitsorganisation (WHO) festgelegt. Als die Gesundheitsinstitute der USA die Definition 1998 übernahmen, wurden auf einen Schlag 35 Millionen beschwerdefreie Amerikaner zu übergewichtigen Risikoträgern. In jüngster Zeit wird leicht erhöhter Blutzucker immer öfter als Prä-Diabetes bezeichnet. Viele Ärzte sehen Risikofaktoren wie erhöhtes Cholesterin schon als Krankheit selbst an.

Die flächendeckende Krankmacherei hat Folgen: Es fehlen Geld und Zeit für diejenigen, die wirklich krank sind: »Kein noch so reiches Land kann es sich leisten, immer größere Teile der Bevölkerung zu behandeln«, kritisiert die Allgemeinmedizinerin Iona Heath aus London. Und Michael Kochen sagt: »Die Welt ist nicht kränker geworden – aber nach den Kriterien mancher Experten kommen normale Gesunde nicht mehr vor.« Das kann man auch als Trost für die Schotten verstehen: So bald werden sie noch nicht aussterben.

## Multivitamine? Multi-Risiko-Tabletten

Vitamintabletten sind so wohltuend! Eingenommen nach Pommes, Sahnetorte oder anderen vermeintlichen Diätsünden, beruhigen sie das schlechte Gewissen und erleichtern den inneren Ablasshandel. Kein Wunder, dass mehr als ein Drittel der Erwachsenen in wohlhabenden Ländern regelmäßig Vitamin- oder andere Ergänzungspräparate nimmt und damit einen Milliardenmarkt bedient. Nötig wäre das nicht, denn Menschen in Industrienationen sind mit Vitaminen überversorgt, so dass Ärzte schon Hypervitaminosen diagnostizieren – das Leiden an der Überdosis.

Vitamine aus der Dose sind nicht nur überflüssig, sie können sogar die Gesundheit angreifen. Große Studien zeigen, dass die Pillen und Brausetabletten mehr schaden als nutzen. Unter dem Titel »Weniger ist mehr« berichten Ärzte aus Europa und den USA von 40 000 älteren Frauen, deren Lebensgewohnheiten sie mehr als 20 Jahre lang unter die Lupe nahmen.[15] Von den Damen starben jene häufiger an Krebs und Herz-Kreislauf-Leiden, die regelmäßig Multivitaminpräparate oder Mineralstoffe zu sich genommen haben. In etwa zeitgleich zeigten Urologen, dass unter Männern, die regelmäßig Vitamin-E-Präparate nehmen, Prostatakrebs um 17 Prozent häufiger ist.[16]

»Der verbreitete Gebrauch von Nahrungsergänzungsmitteln ist medizinisch nicht zu rechtfertigen«, sagt Jaakko Mursu von der Universität Ostfinnland, der die Studie mit den älteren Damen geleitet hat. »Nur bei Beschwerden durch Mangelzustände sind solche Präparate zu empfehlen.« Urologe Eric

Klein, der die Prostatastudie geleitet hat, warnt ebenfalls vor den Mitteln: »Auch scheinbar harmlose Substanzen wie Vitaminzusätze können schaden. Verbraucher sollten skeptisch sein, wenn der Gesundheitsnutzen frei verkäuflicher Mittel angepriesen, aber nicht bewiesen wird.«

Vitamine in Obst, Gemüse, Getreide und Fleisch sind lebenswichtig. Der Körper kann Vitamine nicht herstellen, er muss sie zugeführt bekommen. Vitamine härten Knochen, stärken die Sehkraft, regulieren die Blutgerinnung, stimulieren Längen- wie Spermienwachstum. Ohne Vitamine liefe im Körper nichts. Diese Wirkungen entfalten aber nur jene Vitamine, die in pflanzlichen oder tierischen Produkten enthalten sind. Warum das Original aus der Natur wirkt, Substanzen aus der Packung hingegen eher schaden, können Forscher nicht erklären. In einem Apfel sind ungefähr tausend Substanzen enthalten, viele davon noch unbekannt. Das Vitaminpräparat ist nur ein Stoff. Der Körper braucht offenbar das Zusammenspiel aller Stoffe.

Für eine ausgewogene Ernährung sind Brausetabletten kein Ersatz. Gesunden hat es in Studien nie genutzt, Vitaminzusätze zu nehmen – auch dann nicht, wenn sie sich nicht gesund ernährten. »Früher sollten Vitaminpräparate Mangelzustände ausgleichen, heute wird damit Wohlbefinden und Gesundheitsvorsorge versprochen«, sagt Goran Bjelakovic von der Uni Kopenhagen, der 2007 und 2008 in großen Studien auf Schäden durch die Ergänzungsmittel hingewiesen hatte.[17] Doch sogar bei reiner Fastfood-Limo-Diät ist kein Vitaminmangel zu befürchten. Die Pulver werden vielen Speisen als Konservierungsmittel zugesetzt. Hinter den E-Nummern, beispielsweise auf Cola- oder Fanta-Flaschen, verbergen sich Vitamin E (E 307) und L-Ascorbinsäure (E 300) – besser bekannt als Vitamin C.

## ADHS – gedämpft und ruhiggestellt?

Die einen sprechen von der Epidemie des 21. Jahrhunderts, andere von Modediagnosen oder einer erfundenen Krankheit. Zum Aufmerksamkeitsdefizit-/Hyperaktivitätssyndrom (ADHS) hat jeder eine Meinung. Schließlich gibt es kaum mehr normale Schüler, sondern nur hochbegabte, teilleistungsgestörte und selektiv förderbedürftige Kinder. Überall schlummern versteckte Talente, deren irrlichternde Assoziationsfetzen nur in richtige Bahnen gelenkt werden müssen, damit aus einem verkannten ein bekanntes Genie wird.

Für Kinder und Jugendliche außer Rand und Band bietet die Pharmaindustrie Hilfe aus der Pillendose. In den vergangenen 20 Jahren sind die Verordnungen für Methylphenidat, bekannt als Ritalin oder Medikinet, um mehr als das Hundertfache in die Höhe geschnellt. Wurden 1990 weniger als 500 000 Tagesdosen des Psychopharmakons verschrieben, betrug die Verordnung im Jahr 2000 schon 13,5 Millionen Einheiten, um 2010 auf 55 Millionen Tagesdosen zu steigen. Die Empfehlungen der Vereinigung amerikanischer Kinderärzte könnten diesen Trend weiter befördern. Die Richtlinien gelten nicht mehr nur für Sechs- bis Zwölfjährige, sondern neuerdings auch für Vier- bis Achtzehnjährige. Kinder und Jugendliche sollen demnach früher und intensiver medikamentös wie psychotherapeutisch behandelt werden. Auch sollen Hausärzte und Kinderärzte daran denken, bei allen Schulproblemen oder Verhaltensauffälligkeiten auf ADHS zu untersuchen.

»Das ist eine sehr problematische Entwicklung«, sagt Franz Joseph Freisleder, Direktor des Heckscher-Klinikums München für Kinder- und Jugendpsychiatrie. »Man sollte sich davor hüten, die Diagnose ADHS inflationär auszuweiten und zum Oberbegriff für jede bunte Verhaltensauffälligkeit zu machen.« Für Freisleder sind Ritalin und Co. berechtigt, »wenn die Diagnose stimmt und andere Therapien nicht geholfen haben«. Das gelte aber nur bei strenger Indikation, und vor dem sechsten Lebensjahr müsse man »sehr zurückhaltend sein«.

Seriösen Studien zufolge ist die Diagnose ADHS bei drei bis vier Prozent der Kinder und Jugendlichen berechtigt. In den USA wird ADHS hingegen neun bis zwölf Prozent eines Jahrgangs zugeordnet, manche Publikationen sprechen von 15 bis 20 Prozent. Aber auch bei schweren Fällen wird nicht immer Methylphenidat verordnet; ein Drittel der Behandelten spricht nicht auf das Mittel an. Über Halluzinationen, unklare Todesfälle und Herzschäden nach Methylphenidat-Einnahme wurde berichtet. »Aufgrund bekannt gewordener Vorfälle muss vor der Verordnung überhöhter Dosen sowie laxer Indikationsstellung gewarnt werden«, schreibt der »Arzneiverordnungsreport« 2010. Viele Diagnosen werden zu schnell gestellt, nur 15 Prozent der ADHS-Patienten sind in der Betreuung von Spezialisten. In die Kritik geriet die Arzneibehandlung 2008, als bekannt wurde, dass mehr als die Hälfte der US-Psychiater, die an der ADHS-Leitlinie beteiligt waren, Honorare von Pharmafirmen erhielten.

»Unsere Gesellschaft muss sich fragen, welchen Grad an Bewegungsdrang und frei flottierender Aufmerksamkeit sie für erträglich hält«, sagt Florian Heinen, Experte für Entwicklungsstörungen am Haunerschen Kinderspital der Universität München. »Die Grenzen werden immer enger gezogen. Weniger Freiräume zu lassen und Kinder damit als behandlungsbedürftig zu erklären, kann nicht sinnvoll sein.«

## Die Pille für alle gegen alles

Für manche Ärzte ist es ein Wunschtraum, für andere eine Schreckensvision: die Pille für alle gegen alles. Längst scherzen Mediziner über »Gerifix« und »Gerifix-forte« – fiktive

Allheilmittel, die nach dem Gießkannenprinzip älteren Menschen vorbeugend gegen alle drohenden Gebrechen gegeben werden. Ärzte haben die Auswirkungen einer solchen »Polypill« genauer untersucht.[18] Sie zeigen, dass eine Wirkstoffkombination aus Blutdrucksenkern, Aspirin und Fettsenkern das Herz-Kreislauf-Risiko bei indischen Probanden senken könnte.

Harvard-Mediziner Christopher Cannon sieht zwar die Möglichkeit, eine Polypill als preiswertes Mittel in ärmeren Ländern einzusetzen. Er befürchtet jedoch – wie viele Kritiker –, »dass die Zauberkugel für die Vorsorge« die Menschen von einem vernünftigen Lebensstil abbringt.[19] »Sport und gesundes Essen senken erwiesenermaßen den Blutdruck«, sagt Mike Rich von der britischen Vereinigung gegen Bluthochdruck. »Es besteht die Gefahr, dass diese Faktoren vernachlässigt werden, wenn man einfach eine Tablette schlucken kann.«

Ideen für einen Wirkstoffmix gegen Herzinfarkt und andere Zivilisationsleiden in einer Tablette gab es immer wieder. »Was rechnerisch richtig ist, muss im Leben nicht stimmig sein«, sagt Martin Reincke, Chef der Inneren Medizin am Klinikum Innenstadt in München. »Mir sträuben sich die Haare, denn Statine nach dem Schrotschussprinzip zu verteilen, wäre das Ende aller anderen Präventionsbemühungen und das Gegenteil einer individualisierten Medizin.« Auch wenn Statine nützliche Medikamente seien, würden mit solchen Ansätzen ganze Bevölkerungsgruppen für krank erklärt. Das natürliche Gefühl dafür, ob man sich gesund oder krank fühlt, ginge verloren, weil die Pille für jede Lebenslage angeblich vor allen Leiden schützt.

»Man muss außerdem fragen, welche Nebenwirkungen eine solche Therapie hat und wie verträglich sie im Alltag ist«, sagt Reincke. Bekanntermaßen erhöht sich das Risiko für Nebenwirkungen, wenn Arzneimittel miteinander kombiniert werden. Das Problem der überflüssigen Versorgung ist ebenfalls noch nicht gelöst: »Was ist mit denen, die keinen Nutzen von der Behandlung haben?«, fragt der britische Arzneimittelexperte Mark Powlson.

## Überleben mit Brustkrebs: Die Therapie macht es – nicht das Screening

Ob Nutzen oder Schaden von Untersuchungen zur Früherkennung von Krebs überwiegen, ist umstritten. Obwohl es zahlreiche Studien gibt, ist die Debatte ähnlich ideologisch überfrachtet wie der Streit um Homöopathie, Handystrahlen und alternative Heilverfahren. Befürworter des Krebs-Screenings argumentieren mit dem Dreischritt früher erkannt, schneller behandelt, länger leben. Zudem würde der Rückgang vieler Krebsarten in wohlhabenden Nationen für den Erfolg der Screening-Programme sprechen. Kritiker verweisen hingegen auf den hohen Anteil der übersehenen Tumore sowie auf Fehlalarme, bei denen unnötigerweise eine aggressive Therapie eingeleitet wird. In diesem Fall führt die vermeintliche Vorsorge nur dazu, dass die Sorgen vorverlegt werden.

Krebsärzte und Präventionsforscher haben die Sterblichkeit an Brustkrebs in Europa in den vergangenen Jahrzehnten analysiert.[20] Sie verglichen Regionen miteinander, in denen es in einem Landesteil Mammographie-Screening gibt, während es in einem anderen erst später eingeführt wurde. Im Beobachtungszeitraum zwischen 1989 und 2006 ging in allen Studienregionen der Anteil an Brustkrebs deutlich zurück. Der Rückgang verstärkte sich jedoch nicht von dem Zeitpunkt an, zu dem in einem Land die Reihenuntersuchung begonnen wurde. »Obwohl das Mammographie-Screening zu unterschiedlichen Zeiten begonnen wurde, sank die Sterblichkeit an Brustkrebs gleichbleibend. Das spricht dafür, dass es nicht am Screening

liegt, wenn weniger Frauen an dem Tumor sterben«, schreiben die Autoren. »Verbesserte Therapien und eine effizientere Nutzung der Gesundheitssysteme sind eine plausiblere Erklärung.«
Die Forscher hatten Länder miteinander verglichen, in denen die Risiken für Brustkrebs, der sozioökonomische Status und das Gesundheitswesen ähnlich waren. In Schweden begann das landesweite Mammographie-Screening 1986, in Norwegen 1996. Trotzdem betrug der Rückgang der Brustkrebsfälle in Schweden 16 Prozent, in Norwegen 24 Prozent. In den Niederlanden wurde das Screening 1989 eingeführt, in Belgien erst 2001. Hier war der Unterschied mit 25 zu 20 Prozent nicht aussagekräftig. In Nordirland begann eine systematische Reihenuntersuchung auf Brustkrebs 1990, in Irland erst 2000. Auch in diesen beiden Vergleichsregionen war der Unterschied mit 29 zu 26 Prozent nicht statistisch signifikant. In keinem der untersuchten Länder ließ sich in den Folgejahren des Screening-Beginns ein verstärkter Rückgang der Todesfälle durch Brustkrebs beobachten. Dieser erfreuliche Trend begann vielmehr bereits vor oder kurz nach Einführung des Screenings – und kann daher nicht auf dieses zurückgeführt werden.
Die Angst vor Krebs treibt trotzdem zahlreiche Menschen zu Früherkennungstests, doch viele davon taugen nichts. Wenn Prominente schwer erkranken oder früh sterben, ist der Drang, etwas zur Vorbeugung tun zu wollen, besonders groß. Der medial ausgebreitete Schicksalsschlag eines Prominenten konfrontiert viele Menschen schließlich mit der eigenen Hinfälligkeit und Vergänglichkeit. Die Angst vor dem Tod, die bei den meisten Menschen eine Angst vor dem Leid ist, reduziert sich oft auf eine einzige Frage: Wie kann ich Schmerz, Siechtum und lange Qualen vermeiden?
Nach dem Krebstod der 50-jährigen Schauspielerin Barbara Rudnik 2009 wurden viele Rezepte angeboten. Das einfachste

lautet – mehr Vorsorge. Hört sich einleuchtend an, geht aber in der Krebsvorsorge oft nicht auf. Beispiel Brustkrebs: Der Nutzen der Mammographie ist gering, die Schäden der Untersuchung betreffen weitaus mehr Frauen. Unterziehen sich 1000 Frauen alle zwei Jahre einer Mammographie, kann statistisch gesehen ein Leben gerettet werden. Dafür werden fast 100 dieser Frauen einem falschen Krebsverdacht ausgesetzt, oder ihr Tumor wird übersehen. Die Folgen sind Angst, unnötige Gewebeproben, überflüssige Therapien; in seltenen Fällen wird sogar eine gesunde Brust entfernt. Bei Frauen über 50 Jahren ist die Bilanz etwas besser. Unter 50 Jahren ist der Nutzen noch geringer, deshalb wird Mammographie-Screening in dieser Altersgruppe nicht empfohlen.
Diese Zahlen beruhen auf sorgfältigen Studien und sagen etwas darüber aus, ob ein Früherkennungstest bevölkerungsweit etwas nutzt. Über den Einzelfall sagen sie nichts aus. Es gibt Frauen, denen durch Früherkennung das Leben gerettet wird. Gegen diese Erfahrung sieht jede Statistik kühl und alt aus. Auf alle Frauen bezogen, stimmt aber leider auch: Sogar unter Frauen in Screening-Programmen, die sich alle zwei Jahre mammographieren lassen, sind 40 Prozent der Brustkrebsfälle Intervallkarzinome. Das heißt, der Krebs wird nicht bei der Untersuchung erkannt, sondern fällt den Frauen in der Zwischenzeit auf, ohne dass ihnen die regelmäßige Mammographie genutzt hätte.
Trotzdem wird heftig für die Krebsvorsorge geworben. Besonders irritierend sind junge Werbeträger oder Kampagnen, die mit dem Brustkrebs der 30-jährigen Popsängerinnen Kylie Minogue und Anastacia Ängste schüren. Der Aufruf zur Darmspiegelung von den Klitschko-Brüdern oder von Maischberger-Schöneberger-Kerner führt ebenfalls in die Irre. In jungen Jahren – aus medizinischer Sicht unter 50 – ist der Nutzen der meisten Früherkennungstests nicht belegt. Krebs ist unfair. Außer einem entspannt-gesunden Lebensstil kann man wenig

vorbeugen. Angst ist ein schlechter Ratgeber. Manchmal bedeutet Vorsorge nur, dass die Sorgen vorverlegt werden.

## Übergewichtige Kinder in Deutschland? Ihr Anteil sinkt

Sie sind der Joker in jeder Debatte um Übergewicht. Keine Diskussion über die dicken Deutschen ohne den alarmierenden Hinweis, dass nicht nur die Erwachsenen aus dem Leim gehen, sondern auch die Kinder immer voluminöser werden. Das Problem an dieser Aussage ist – sie stimmt nicht mehr. Denn seit einigen Jahren ist die Gewichtsentwicklung der Kinder rückläufig. Ärzte der Universitätskinderklinik Ulm zeigen anhand umfangreicher Daten, dass Grundschüler in Deutschland wieder schlanker werden.[21]

Das Team hatte die Größen- und Gewichtsdaten von mehr als 600 000 Schulanfängern aus allen 16 Bundesländern ausgewertet. Als Grundlage dienten Ergebnisse der Schuleingangsuntersuchungen aus dem Jahr 2008. Im Vergleich zu den letzten Erhebungen im Jahr 2004 war der Anteil der Übergewichtigen um bis zu drei Prozent zurückgegangen. Diese Veränderung ließ sich in 14 Bundesländern beobachten, lediglich in Baden-Württemberg und Rheinland-Pfalz war ein minimaler Anstieg zu verzeichnen. »Die gezeigte Entwicklung bedeutet aber keinesfalls, dass wir unsere Bemühungen zur Prävention von Übergewicht und Adipositas einstellen können«, sagt der an der Studie beteiligte Ulmer Kinderarzt Martin Wabitsch. »Trotz des dokumentierten Rückgangs bleiben die Raten übergewichtiger und adipöser Einschüler in Deutschland auf einem hohen Level.«

»Ehrlich gesagt wissen wir nicht, warum wir einen Rückgang des Gewichts beobachten«, sagt Hauptautorin Anja Moß. »Ein gesteigertes Bewusstsein für Übergewicht und die Aufklärungsbemühungen von Ärzten und Fachverbänden tragen vermutlich dazu bei.« Inwieweit gezielte Präventionskampagnen dazu geführt haben, dass weniger Kinder dick werden und ihr Anteil je nach Bundesland zwischen 3,3 und 11,9 Prozent liegt, lasse sich aus den vorhandenen Daten nicht ableiten.

Übergewicht und Fettleibigkeit im Kindesalter gehen mit verschiedenen Gefahren einher: Die Risiken für Bluthochdruck, Diabetes und orthopädische Leiden steigen, zudem haben übergewichtige Kinder öfter psychische Probleme und leiden häufiger an Depressionen. »Die meisten Eltern und auch die Kinder wissen, dass sie sich mehr bewegen, besser ernähren und ihr Verhalten ändern sollten – sie schaffen es aber nicht«, sagt Moß.

Die Weltgesundheitsorganisation definiert vier Gewichtskategorien, und die meisten Ärzte und medizinischen Fachorganisationen haben diese Einteilung übernommen: Untergewicht besteht bei einem Body-Mass-Index (BMI) unter 18,5. Ein BMI zwischen 18,5 und 24,9 gilt als Normal- oder Idealgewicht. Ein BMI von 25 oder mehr bedeutet Übergewicht, jenseits der 30 sprechen Ärzte von Adipositas oder Fettleibigkeit. Der BMI errechnet sich, indem das Gewicht durch die ins Quadrat genommene Körpergröße (in Metern) geteilt wird. Bei 1,80 Metern Größe und 80 Kilogramm Gewicht liegt der BMI demnach bei 24,7. Wer bei 1,80 Metern Größe 83 Kilogramm wiegt, wäre demnach bereits übergewichtig.

Diese Werte gelten für Erwachsene. Bei Kindern verändert sich sowohl alters- als auch geschlechtsbedingt die Körpermasse mit der Entwicklung. Ihr BMI wird daher in bundesweit einheitliche Wachstumskurven eingetragen, aus denen sich im Vergleich mit Gleichaltrigen die Einteilung in Normal-, Übergewicht oder Fettleibigkeit ermitteln lässt. Übergewicht liegt vor, wenn 90 Prozent der Gleichaltrigen einen geringeren BMI aufweisen, bei Fettleibigkeit liegt das Gewicht höher als bei 97 Prozent der Vergleichsgruppe.

2010 hatten Ärzte bereits gezeigt, dass der Anteil der Übergewichtigen auch in den USA nicht mehr steigt.[22] Katherine Flegal und ihr Team hatten die jüngsten Daten von mehr als 4000 Kleinkindern, Kindern und Jugendlichen sowie von 5555 Erwachsenen analysiert, die ebenfalls 2008 erhoben wurden. Demnach gehörten in den USA 9,5 Prozent der Kinder und etwa 18 Prozent der Jugendlichen zur Gruppe der Übergewichtigen. Dieser Anteil ist in den vergangenen Jahren ziemlich konstant geblieben.

Dass Kinder in den wohlhabenden Staaten nicht von Jahr zu Jahr immer dicker werden, hatte sich zuletzt schon in etlichen Ländern angedeutet, darunter in Dänemark, Schweden, Frankreich, Griechenland, der Schweiz, Russland und Australien. Leichtes bis mittleres Übergewicht wird ohnehin nicht mehr so kritisch gesehen wie noch in den 1990er Jahren. Große Metaanalysen bei Erwachsenen haben gezeigt, dass etwas molligere Mitmenschen seltener krank werden und eine höhere Lebenserwartung haben als die ranken Idealgewichtigen. Für Kinder gibt es solche Daten bisher nicht. »Wer mit drei oder acht Jahren leicht übergewichtig ist, bei dem gibt sich das mit dem nächsten Wachstumsschub womöglich wieder«, sagt Anja Moß. »Wer in jungen Jahren aber schon fettleibig ist, tut seiner Gesundheit bestimmt nichts Gutes.«

## Die Wechseljahre des Mannes sind ein Mythos

Kurt Tucholsky kannte die Männer gut. Seinen Geschlechtsgenossen stellte er die Diagnose: »Wenn ein Mann weiß, dass die Epoche seiner stärksten Potenz nicht die ausschlaggebendste der Weltgeschichte ist – das ist schon sehr viel.« Weil es viele Männer aber nicht ertragen, dass mit den Jahren nicht nur die Potenz schwindet, sondern auch andere Kräfte nach-

lassen, suchen sie ärztliche Hilfe. Medizin und Pharmaindustrie haben darauf schon vor Jahren reagiert und die Wechseljahre für den Mann erfunden. Das ist zwar ziemlicher Unfug, aber die Nachfrage war geweckt.
Mit dem Slogan »Adam hat Padam« und anderen PR-Strategien sollte der vermeintlichen Krankheit ein wissenschaftlicher Anstrich gegeben werden – Padam steht für partielles Androgendefizit des Mannes, vulgo: Testosteronmangel. Andrologen, wie Männerärzte auch genannt werden, erließen Richtlinien, in denen eine Testosterontherapie bei erniedrigten Werten empfohlen wurde. Wissenschaftlich belegt war das nicht. Dennoch bestimmten Ärzte Hormonspiegel und verordneten teure »Aufbaupräparate« mit Testosteron. Allein in den USA sind solche Verschreibungen in den vergangenen zehn Jahren um 400 Prozent gestiegen.
Nun haben etliche Studien mit dem Mythos von den Wechseljahren des Mannes aufgeräumt.[23] Hormonexperten zeigen, dass Antriebsschwäche, nachlassende Leistungskraft, Erektionsstörungen und viele andere Beschwerden alternder Männer nicht oder nur minimal mit dem Testosteronspiegel zusammenhängen. »Viele angeblich typischen Symptome gingen nicht mit niedrigeren Testosteron-Werten einher«, sagt Frederick Wu von der Universität Manchester, der eine große Studie geleitet hat.
Forscher hatten mehr als 3300 Männer in acht europäischen Ländern untersucht. Die Herren waren zwischen 40 und 79 Jahre alt und gaben Auskunft über 32 Beschwerden, die immer wieder auf niedrige Testosteron-Werte zurückgeführt werden. Neben Erektionsproblemen sind auch psychische und physische Beschwerden wie Antriebsschwäche, Stimmungstiefs, Mangel an Energie und schnelle Erschöpfung darunter.
Es zeigte sich allerdings, dass die als Beleg für einen Hormonmangel angeführten Symptome kaum etwas mit dem Hormonspiegel zu tun haben. Lediglich drei Symptome gingen

mit geringfügig erniedrigten Testosteron-Werten einher – seltene morgendliche Erektionen, seltene sexuelle Phantasien und Erektionsstörungen. »Aber auch hier war der Unterschied zwischen beschwerdefreien Männern und Männern mit Beschwerden minimal«, sagt Wu. Erektionsstörungen kamen beispielsweise auch häufiger bei Männern mit erhöhten Testosteron-Werten vor.

»Die Laborfixierung der Medizin ist ein modernes Übel und eine große Katastrophe«, sagt Martin Reincke, Hormonexperte und Chefarzt an der Ludwig-Maximilians-Universität München. »Klinische Symptome und Laborwerte zusammen machen die Diagnose – und nicht Laborwerte alleine.«

Eine Unterfunktion der Keimdrüsen und zugleich erniedrigte Hormonwerte kommen nur bei zwei Prozent der älteren Männer vor, so dass von Wechseljahren, in die alle Männer irgendwann kommen, nicht die Rede sein kann. »Der Sex-Drive des Mannes erschöpft sich nicht allein im Testosteron-Spiegel, da ist mehr dahinter«, sagt Bruno Allolio, Hormonexperte an der Uniklinik Würzburg. Dem Alterungsprozess entsprechend traten bei nur 0,1 Prozent der Männer zwischen 40 und 50 Hormonmangel und Erektionsstörungen zugleich auf, bei Männern zwischen 70 und 79 Jahren waren es 5,1 Prozent. »Dazu tragen auch Übergewicht und andere Leiden bei«, sagt Wu.

»Die Identitätskrise des mittelalten Mannes in einer sich wandelnden Gesellschaft hat zum Begriff der Wechseljahre des Mannes geführt«, sagt Reincke. In Analogie zur weiblichen Menopause hätten manche Ärzte wohl eine seltsame Form der Gleichberechtigung der Männer angestrebt; »schnell wurde dann eine Beziehung zwischen den Testosteron-Werten und einer Vielzahl von Befindlichkeitsstörungen gesehen«. Die umfangreiche neue Studie zeige aber, so Reincke, dass es sich bei den Wechseljahren des Mannes »um reine Mythenbildung« handele.

Männern, die sich schlapp fühlen, Testosteron zu geben, kann sogar gefährlich sein. Und auch bei niedrigen Werten ist zumeist eher der normale Alterungsprozess die Ursache und nicht eine Krankheit. Schon länger diskutieren Ärzte mögliche negative Auswirkungen der Hormone für Herz, Prostata und Fettwerte. »Der Nutzen einer Testosterongabe ist nicht belegt«, sagt Reincke. »Der unkritische Einsatz von Testosteron birgt unkalkulierbare gesundheitliche Risiken für die Männer.«

## Schnarchen unter Aufsicht

Die Medizin hat den Schlaf pathologisiert – verkabelt, mit Masken und Tabletten sollen die Menschen Ruhe finden. Ärzte haben sich des Schlafs bemächtigt und einen jahrtausendelang als selbstverständlich betrachteten Vorgang in seine Bestandteile zerlegt und für therapiebedürftig erklärt. Es gab schon immer Kinder, die schlecht in den Schlaf fanden oder die häufig nachts wach wurden. Seit ein paar Jahren spezialisieren sich überall im Land Kinderärzte auf junge Patienten mit Ein- und Durchschlafstörungen.

Zunächst machte das Chronische Erschöpfungssyndrom Karriere. Passend zur Schlaflosigkeit in der Nacht gab es nun die medizinisch legitimierte Erschöpfung am Tag. Das Wort »Fatigue«, das mehr bedeuten soll als bloße Müdigkeit, kam in Mode. In einer Gesellschaft, die sich freiwillig den Schlaf entzieht, durch Schichtarbeit und Jetlag mutwillig physiologische Rhythmen der Menschen sabotiert, fanden diese Ruhestörungen schnell Anerkennung.

Und in der Medizin taten sich Forschungsfelder auf, es gab Stellen und mehr Geld. Jede Uniklinik und viele andere Krankenhäuser verfügen heute über hochgerüstete Schlaflabore, in denen verkabelt und unter Videoaufsicht geschlafen wird, um Stoffwechsel, Atemfrequenz, REM-Phasen und Körperemissionen der Probanden in der Hitze der Nacht zu bestimmen. Regelmäßig finden üppig finanzierte Schlafkongresse statt, manche Ärzte begründen Schlafkampagnen und beraten Bettenhäuser; der freundliche Regensburger Psychologe Jürgen Zulley gilt sogar als »Schlafpapst«.

Gleichzeitig wurden die bedrohlichen Folgen des Schlafmangels ausgemalt. Zu wenig Schlaf schwächt Immunabwehr, Wundheilung und Gedächtnis, macht anfällig für verstopfte Gefäße und gestörte Verdauung. Schlafmangel macht angeblich sogar dick – Bücher mit dem absurden Versprechen »Schlank im Schlaf« wurden zu Bestsellern.

Die Diagnose Schlaf-Apnoe hat besonders rasant Karriere gemacht. Bezeichnet werden damit gelegentliche Atemaussetzer, die in seltenen Fällen tatsächlich gefährlich werden können. Bis zu eine Million Menschen sollen in Deutschland betroffen sein. Würde man alle Bundesbürger im Schlaflabor testen – ein Traum jedes Schlafforschers –, kämen wohl bei jedem beleibten Menschen ab dem 50. Geburtstag Warnhinweise auf Schlaf-Apnoe oder gar Symptome zum Vorschein. Die Industrie hält zur Vorbeugung und Therapie Masken bereit, die ins Gesicht geschnallt werden und das kontrollierte Atmen bei leichtem Überdruck in der Nacht ermöglichen sollen – aber ihren Trägern vermutlich erst recht die Nachtruhe rauben.

Um immer mehr Bereiche des körperlichen, psychischen und sozialen Erlebens als kontroll- und therapiebedürftig zu erklären, müssen Risikofaktoren benannt werden. Eine Schwankung des Befindens wird so schnell zu einem Leiden, das behandelt werden muss. Typischerweise werden dazu normale Körpererfahrungen als krankhaft gedeutet – oder die Definition einer Krankheit wird ausgeweitet, bis milde und sogar beschwerdefreie Verläufe als »Prä-Erkrankung« gelten. Die Abgrenzung zwischen krankhaft und tolerabel ist ein Problem vieler Schlafstörungen. Natürlich gibt es Menschen, die so stark an ruhelosen Beinen, Erschöpfung oder Atemstillstand leiden, dass eine Therapie nötig ist. Doch die aggressiven Marketingkampagnen für die neuen Leiden am Schlaf haben dazu geführt, dass mittlerweile jeder unrhythmische Schnarcher als krankhaft gilt.

Immerhin steigt der Gebrauch von Schlafmitteln nicht mehr. Offenbar hat sich herumgesprochen, dass »keine der pharmakologischen Hilfen einen physiologischen Schlaf nachahmen oder induzieren kann«, wie der Heidelberger Pharmakologe Björn Lemmer schrieb.[24] Dafür kann man als Nebenwirkung müde, vergesslich und abhängig werden. Statt Schlafregeln zu folgen oder Schlaf herbeizuzwingen, sollte man seine eigenen Zeiten finden. Es müssen ja nicht die Napoleons sein: »Vier Stunden schläft der Mann, fünf die Frau und sechs der Idiot«, sagte der Kaiser.

# Die Folgen der Schweinegrippe – wer wird Millionär?

## Die Tamiflu-Lüge – das Fieber der Gutgläubigkeit

Werden demnächst 200 oder doch 300 Millionen Euro allein in Deutschland für ein Grippemedikament fällig, das womöglich nichts nutzt, dessen Haltbarkeitsdatum aber bald abläuft? Ob dies schon 2012 oder doch erst 2013 der Fall sein wird, wollen zuständige Behörden nicht verraten. Bestellen die Bundesländer tatsächlich für einen dreistelligen Millionenbetrag ein Arzneimittel nach, das diverse Nebenwirkungen hat, aber keine relevante Hauptwirkung? Oder soll man besser sagen: über dessen Wirkung weiter spekuliert werden muss, weil die Mehrzahl der Daten unter Verschluss bleibt, obwohl Oseltamivir (bekannt als Tamiflu) seit 1999 in den USA zugelassen ist und seit 2002 in Europa und daher seit mehr als zehn Jahren auf dem Markt ist?
Immer wieder haben Ärzte und Forscher Alarm geschlagen, weil sie Zweifel hatten, dass die Medizin gegen Grippe etwas taugt – sie aber keine ausreichende Auskunft bekamen. Im April 2012 wurden sie besonders wütend. Sie wollten es sich nicht länger bieten lassen, an der Nase herumgeführt zu werden wie Kinder beim Ostereiersuchen, denen – kaum, dass sie etwas gefunden haben – wieder Dutzende neue und manchmal sogar die alten Eier versteckt werden. »Die Öffentlichkeit nimmt und zahlt für Medikamente, die zugelassen sind«, beklagen die Mediziner Peter Doshi, Tom Jefferson und Chris

Del Mar.[1] »Deshalb sollte die Öffentlichkeit auch Zugang zu allen Informationen über diese Arzneimittel haben.«
Hat sie aber nicht, und zwar seit Jahren nicht. Dabei schien anfangs alles so einfach zu sein. Gesundheitsbehörden in Europa, Australien und den USA und auch die WHO empfahlen die umfangreiche Einlagerung von Tamiflu, denn es sei das einzige Medikament, das bei Vogel-, Schweine- oder Sonstwie-Grippe die Zahl der Krankenhauseinweisungen senken, die Komplikationen vermindern und die Dauer der Beschwerden verringern würde. Die USA orderten daraufhin Tamiflu im Wert von 1,5 Milliarden Dollar. In Deutschland legten die Bundesländer mit Beginn der Vogelgrippe 2005/06 Vorräte für bis zu einem Drittel der Bevölkerung im geschätzten Wert von 300 Millionen Euro an, die auf dem Höhepunkt der Hysterie um die Schweinegrippe 2009/2010 noch aufgestockt wurden.
Die Empfehlung der Behörden wie auch der Aktivismus der Politiker gründeten größtenteils auf einer Meta-Analyse aus dem Jahr 2003, das heißt der Auswertung von zehn Medikamentenstudien, die Hersteller Roche in den 1990er Jahren unternommen hatte.[2] Doch schon bei der Zulassung in den USA 1999 gab es Unstimmigkeiten. Während Roche angab, Tamiflu vermindere bei Grippe Komplikationen wie Lungenentzündung oder mache weniger Klinikeinweisungen nötig, konnte die US-Prüfbehörde FDA diese Behauptung nicht nachvollziehen und ermahnte den Pharma-Multi, seine »irreführenden Aussagen über die Wirksamkeit« zu korrigieren. Auch dass Tamiflu die Ansteckung verhindere, sah die FDA nicht durch Daten belegt.
Die Zweifel der FDA hinderten die Weltgesundheitsorganisation WHO nicht daran, Tamiflu 2002 zur Lagerung zu empfehlen und auf den angeblichen Nutzen hinzuweisen. Behörden wie die Europäische Arzneimittelbehörde EMA und das Bundesinstitut für Arzneimittel und Medizinprodukte

(BfArM) schlossen sich an – auch wenn sich die Erkrankungsdauer durch Tamiflu angeblich nur von 5,2 auf 4,2 Tage reduzierte. Das ist völlig irrelevant für Patienten; andere vermeintliche Vorteile wie weniger Komplikationen ließen sich auch später nicht bestätigen.

Doch nicht einmal der kleine Vorteil, dass die Beschwerden angeblich einen Tag früher abklängen, ließ sich nachvollziehen. Für einen Cochrane-Bericht – diese Analysen gelten als die sorgfältigsten wissenschaftlichen Zusammenfassungen überhaupt – wollten Doshi, Jefferson und Del Mar Zugang zu allen Tamiflu-Daten von Roche. Erst erhielten sie nichts, dann ein bisschen, dann wurde scheibchenweise geliefert – aber längst nicht alles. Doshi und Co. haben 16 Anfragen (und die ausweichenden Antworten von Roche) von Oktober 2009 bis Februar 2011 aufgelistet, 60 Prozent der Daten fehlen bis heute. Der Briefwechsel liest sich wie ein Drehbuch zu einem Slapstick, denn der Arzneimittelhersteller fand immer neue originelle Gründe, nicht zu liefern: »Gerade mit ähnlicher Analyse beschäftigt«, »wir dachten, Sie seien zufrieden mit der letzten Lieferung«, »schon mehr als üblich«, »haben Zweifel, ob Sie unvoreingenommen vorgehen«, »einige Studien laufen noch«.

Den Cochrane-Bericht veröffentlichten die Autoren dann in dem Bewusstsein, dass ihnen 60 Prozent der Daten zu Tamiflu fehlten, vermutlich waren darin für Hersteller Roche unpassende Daten mit negativen Ergebnissen enthalten.[3] Was Roche verschickte, war zumeist das erste »Modul« eines Studienreports, obwohl aus den Daten hervorging, dass vier bis fünf Module zu einer Studie gehörten und sich erst in den späteren entscheidende Daten über Wirkungen und Nebenwirkungen verbargen. Die Autoren waren schockiert und »in ihrem Glauben an Veröffentlichungen erschüttert«, als sie die Bruchstücke sahen, die sie von der Pharmafirma bekamen. Nicht nur, dass weiterhin ein Großteil der Daten fehlte, auch die Doshi und Co. zugänglichen 40 Prozent waren für die Erstellung der Fachartikel von Roche-nahen Autoren geschönt worden.[4] So wurden beispielsweise schwere Nebenwirkungen verschwiegen.

Was nach einer dreisten Komödie klingt, hat tragische Elemente, denn hier wird Geld in dreistelliger Millionenhöhe verschleudert für einen behaupteten, aber nie bewiesenen Nutzen. Das unabhängige »Arznei-Telegramm« urteilte daher 2012 nüchtern: »Für die seit 2002 von der WHO empfohlene Einlagerung von antiviralen Mitteln wie Oseltamivir (Tamiflu) für eine Virusgrippe-Pandemie fehlt die wissenschaftliche Basis.« Das unwürdige Stück ist zudem dazu geeignet, das Vertrauen in den freien Austausch von Forschungsdaten zum Schutz der Bevölkerung zu untergraben. Die Hoffnung, dass Politik und Behörden eingreifen, kann man verlieren – sie berufen sich in ihren hilflosen Stellungnahmen jeweils auf den anderen. Dabei müssen sich die Länder 2012 oder 2013 entscheiden, wie sie mit den dürftigen Nutzenbelegen umgehen; die Tabletten sind nicht mehr lange haltbar.

Ein schlechtes Licht wirft die Tamiflu-Geschichte auch auf die Zulassung von Medikamenten und die Diskrepanzen in der Beurteilung durch Behörden. Warum gab es nach der Zulassung von Tamiflu in den USA 1999 noch mehr als 100 Studien zu dem Mittel (und dem verwandten Relenza), wo doch bereits mit der Zulassung eigentlich alles hätte klar sein müssen, das heißt alle Sicherheitsbedenken ausgeräumt sein und Wirksamkeitsnachweise vorliegen sollten? Warum wurde Tamiflu bis heute nicht einer Nutzenbewertung – etwa durch das Institut für Qualität und Wirtschaftlichkeit im Gesundheitswesen – unterzogen? Und warum ist in dem seit Januar 2011 gültigen Gesetz zur Neuordnung des Arzneimittelmarktes – trotz der Empfehlung etlicher Experten – nicht vorgesehen, dass alle Studien, die begonnen werden, auch registriert werden müssen? Nur so ließe sich verhindern, dass unliebsame Daten einfach in der Schublade verschwinden.

»Es ist ein täglicher Skandal«, sagt Gerd Antes, der das Deutsche Cochrane-Zentrum leitet. »Leider handelt es sich um die Spitze des Eisbergs. Noch immer gilt es als Kavaliersdelikt, Daten nicht zu publizieren, wenn sie nicht passen.« Mal entsprechen die Ergebnisse nicht den Erwartungen oder entkräften die Hypothese. Dann ändert sich die Forschungsrichtung, das Projekt versandet. Oder es lässt sich kein Profit daraus schlagen. »Mehr als 50 Prozent aller Studiendaten weltweit bleiben unter Verschluss«, beklagt Antes. »Diese Zahl kann man gar nicht genug betonen, und das Unterschlagen von Daten betrifft nicht nur die Industrie, sondern auch Unikliniken und Institute.«

»Roche steht hinter den Daten, die Wirksamkeit und Sicherheit von Tamiflu belegen«, teilte der Hersteller im März 2012 auf meine Anfrage mit. »Fast 80 Prozent der klinischen Daten zu Tamiflu von Roche wurden durch Publikationen oder online der Wissenschaftsgemeinde zur Verfügung gestellt.« Für die Bilanz von Roche war die massenhafte Bestellung von Tamiflu ein Segen, Insider sagen: die Rettung in wirtschaftlich schweren Zeiten. »Roche arbeitet daran, die ausstehenden Daten ebenfalls öffentlich zur Verfügung zu stellen«, teilte eine Sprecherin des Unternehmens mit. Darunter wäre auch die größte Studie – sie umfasst mehr als 1400 Probanden und ist seit 1997 noch nicht publiziert. Man darf gespannt sein, ob die Firma jemals alle Daten herausrückt, schließlich wurde das Mittel nach Firmenangaben »zur Grippe-Behandlung und Prävention bei 90 Millionen Menschen in über 80 Ländern eingesetzt«. Wer will schon seinen Goldesel schlachten lassen? Der Pharma-Multi weist ja selbst darauf hin, wer die Verantwortung dafür trägt, dass Medikamente sicher und zuverlässig sind. »Es ist Aufgabe der globalen Gesundheitsbehörden, detaillierte Informationen zu Medikamenten in einer Nutzen-Risiko-Untersuchung zu prüfen«, teilte die Roche-Sprecherin im April 2012 mit. Und solange die nur gegenseitig aufeinanderzeigen, wird sich so schnell nichts ändern.

Peter Doshi empört diese Verweigerungshaltung. Für ihn sind die Medikamente auf dem Markt zugelassen und kontrolliert von »Behörden, die Daten und Interessen der Industrie schützen« – und nicht die der Bevölkerung.

Immerhin äußerten sich die Kontrollbehörden nach dem Alarmruf im April 2012, wenn auch zögerlich. Sie wollen verhindern, dass weiterhin Forschungsergebnisse zurückgehalten werden. Führende Mitglieder europäischer Gesundheitsbehörden forderten einen neuen Umgang mit Medizinstudien. »Klinische Daten sollten nicht als vertrauliche Informationen der Hersteller verstanden werden«, betont Hans-Georg Eichler von der Europäischen Arzneimittelbehörde EMA.[5] »Wir halten es weder für wünschenswert noch für realistisch, den Status quo mit einem begrenzten Zugang zu Studiendaten beizubehalten.« Neben Eichler haben Fachleute französischer, britischer und niederländischer Medizinbehörden den Aufruf in einer Fachzeitschrift unterschrieben. Zwar müsse der Schutz persönlicher Daten und die Qualität der Auswertung gewährleistet sein, wenn alle Informationen aus klinischen Studien freigegeben würden. Ansonsten sei aber unbestritten, »dass in einer offenen Gesellschaft weder die Industrie noch Sponsoren oder Behörden das Monopol auf Daten« hätten. »Das ist ein wichtiger Schritt«, sagt Peter Doshi. »Meines Wissens gibt es damit erstmals ein öffentliches Bekenntnis von Seiten der Regulationsbehörden, dass klinische Studiendaten nicht Geheimbesitz der Hersteller sind.« Denn das kann man gar nicht deutlich genug sagen: Bleiben Daten geheim, sind Patienten in Gefahr: Übertreibungen zu neuen Therapien und Tests sind damit Tür und Tor geöffnet; gefährliche Nebenwirkungen bleiben womöglich verborgen.

In den USA plant die Arzneibehörde FDA einen Passus in der Patientenaufklärung, wonach Teilnehmern einer Studie mitzuteilen ist, wo diese registriert wurde. »Schließlich erklären sich viele Menschen zu klinischen Studien bereit, weil sie die Medizin voranbringen wollen«, sagt Doshi. »Bleiben die Daten hingegen unter Verschluss, unterminiert das dieses gemeinnützige Verhalten.« Mit dem neuen Passus werden juristische Schritte und Schadensersatzklagen möglich, sollten Studien verheimlicht werden.

»Die Wissenschaftsgemeinde braucht Studienunterlagen zur gründlichen Prüfung«, sagt Hans-Georg Eichler von der EMA. Mitglieder der unabhängigen Cochrane-Collaboration haben es hingegen erlebt, dass ihnen Zugang versprochen, aber nicht gewährt wurde. Bei einer Pharmafirma waren beispielsweise Ordner mit unterschiedlich farbigen Aufklebern versehen, hauseigene Forscher wachten darüber, dass nur die grün markierten Akten geöffnet wurden, erinnert sich Jos Kleijnen, ehemaliger Leiter des niederländischen Cochrane-Zentrums. Es ging damals um Vitaminstudien, und der Hersteller war – Roche.

Damit sich etwas ändert, braucht es allerdings Taten, nicht nur Worte. »Wirkliche Fortschritte zum Nutzen der Patienten kann es nur geben, wenn sich alle Beteiligten nicht nur zur Transparenz bekennen, sondern sie auch praktizieren«, sagt Gerd Antes.

Taten sind auch bald von den Bundesländern gefragt. Sie müssen sich entscheiden, ob sie das fragwürdige Tamiflu nachbestellen. Insider befürchten, dass die unnützen Arzneien erneut gekauft werden – würde jetzt darauf verzichtet, käme dies dem Eingeständnis gleich, seinerzeit bei der Bestellung falsch gehandelt zu haben. Bayern hat beispielsweise noch 2,8 Millionen Einheiten Tamiflu / Oseltamivir auf Lager. Hinzu kommen eine Million Einheiten der Influenza-Arznei Relenza – insgesamt Mittel für ein Drittel aller Bayern.

Diese Zahlen stammen aus einem Schreiben des bayerischen Gesundheitsministeriums vom März 2012 – als Antwort auf eine Anfrage der SPD-Landtagsfraktion, ob der Umgang mit Tamiflu angesichts der Kritik geändert werde. Im Bericht drückt sich Gesundheitsminister Marcel Huber um eine klare Antwort. Man prüfe, ob Tamiflu in Zukunft erforderlich sei. Ähnlich gewunden äußert sich das Ministerium auch zu den Belegen für die ungenügende Wirksamkeit des Mittels. Huber verweist auf das Bundesinstitut für Arzneimittel und Medizinprodukte (BfArM), die in Deutschland zuständige Prüfbehörde. Das BfArM sehe Tamiflu »weiterhin als Therapie der Wahl« an. »Die aktuelle Cochrane-Analyse vom 18.1.2012 ändert unsere Einschätzung nicht«, zitiert Huber aus einem Schreiben des BfArM vom 27. Februar 2012. Auch das Gesundheitsministerium des Bundes verweist auf das BfArM und auf die Europäische Arzneimittelbehörde EMA. »Deren Einschätzung schließen wir uns an«, sagt Ministeriumssprecher Oliver Ewald gegenüber der »Süddeutschen Zeitung« (SZ).[6] Man wüsste gerne vom BfArM, wie es trotz massiver Kritik der Cochrane-Wissenschaftler zu seinem positiven Urteil gekommen war. Und wie das Robert-Koch-Institut zu seiner weiterhin bestehenden Empfehlung gekommen war, das Grippemittel für 20 Prozent der Bevölkerung einzulagern.

»Niemand fühlt sich verantwortlich«, kritisiert Kathrin Sonnenholzner gegenüber der »SZ«. Die Ärztin ist gesundheitspolitische Sprecherin der bayerischen SPD-Landtagsfraktion und hat die Anfrage an die Staatsregierung mit initiiert. »Anfangs habe ich die Tamiflu-Vorräte befürwortet in dem Glauben, das Mittel könne die schweren Verläufe der Influenza reduzieren. Nach allem, was jetzt bekannt ist, sage ich: Die Daten reichen nicht aus, um nur einen Cent für Tamiflu-Vorräte auszugeben.«

Das sehen viele Bundesländer anders. Hessen und Baden-Württemberg horten antivirale Grippemittel für 20 Prozent der Bevölkerung. In Nordrhein-Westfalen lagere der Tamiflu-Wirkstoff Oseltamivir für 27 Prozent der Bürger, sagt Christoph Meinerz, Sprecher des Gesundheitsministeriums. 2011 haben sich die nordrhein-westfälischen Lager jedoch etwas geleert. 624 000 der Tamiflu-Einheiten waren abgelaufen – und wurden vernichtet.

## Schweinegrippe-Impfung – eine Konjunkturspritze für die Pharmaindustrie

Fehleinschätzungen oder Irrtümer einzugestehen ist nicht leicht. Erst recht nicht, wenn sie fast eine Milliarde Euro gekostet haben – so teuer war die Impfung gegen die Schweinegrippe. Politiker und Behörden haben offenbar besonders große Probleme damit, Trugschlüsse zuzugeben, wie die Einschätzungen zur Schweinegrippe zeigen. Im Herbst 2009 erklärte der damalige Bundesgesundheitsminister Philipp Rösler (FDP) immer wieder, »dass die Impfung gegen die Neue Influenza richtig, notwendig und jedem zu empfehlen ist«. Schon damals eine gewagte Aussage – fast täglich war in renommierten medizinischen Fachblättern zu lesen, dass die Gefahr durch die Schweinegrippe massiv überschätzt wurde.
»Die Menschen sind nicht so dumm«, sagt Michael Kochen, langjähriger Präsident der Deutschen Gesellschaft für Allgemeinmedizin. »Die hatten längst mit den Füßen abgestimmt.« Nur etwa fünf Prozent der Bevölkerung haben sich gegen Schweinegrippe impfen lassen. Auch von Ärzten und Mitgliedern anderer Gesundheitsberufe sind lediglich 14 Prozent dem Aufruf zur Impfung nachgekommen.
Die Zurückhaltung hatte gute Gründe. Die Zahlen für England wurden nach unten korrigiert. Schwere Verläufe waren dort viel seltener als bei früheren Grippewellen und seltener als bei der saisonalen Influenza. Aus den USA wurde in mehreren

Fachblättern berichtet, dass die Lage anfangs falsch gedeutet wurde. »Die gute Nachricht lautet, dass die H1N1-Grippe weniger bedrohlich ist als zunächst befürchtet«, sagte der Harvard-Mediziner Marc Lipsitch. Er hatte diese Analyse bereits im Herbst 2009 öffentlich verbreitet.[7]

Umso weniger verständlich, warum die Weltgesundheitsorganisation WHO am 11. Juni 2009 einen umstrittenen Schritt unternommen hatte. Sie erklärte größte Seuchengefahr. Höchste Alarmstufe für eine Pandemie – aber niemand außerhalb Mexikos war wirklich beunruhigt. Das sollte eine Seuche sein? Als bekannt wurde, dass Regierungsberater in Großbritannien wie auch WHO-Experten enge Verbindungen zur Pharmaindustrie unterhielten, machte das die Gefährdungsszenarien nicht glaubwürdiger.

Während in den USA die Seuchenschutzbehörde CDC zur Entwarnung beitrug, taten sich deutsche Behörden schwer damit. »Die Kakophonie der Offiziellen ist schwer erträglich«, sagte Michael Kochen. Anfang Dezember 2009 hatte Johannes Löwer vom Paul-Ehrlich-Institut verkündet, die erste große Infektionswelle sei vorbei. Tags darauf warnte Jörg Hacker vom Robert-Koch-Institut vor der zweiten Welle. »Alles reine Spekulation«, empörte sich Kochen. Er bedauerte, dass viele medizinische Politikberater nicht unabhängig von der Pharmaindustrie seien.

Auch die Impfstoffversorgung gehört in die Kategorie Pleiten, Pech und Pannen. Für einen Treppenwitz oder einen Fall für den Bundesrechnungshof hielten Beobachter je nach Gemütslage eines der wenigen Ergebnisse des »Impfgipfels« im November 2009, dass nach der Panikmache nun zu wenig Impfstoff da war. Im Frühjahr die Impfdosen auszuliefern, wäre zu spät gewesen. Was nützt eine Massenimpfung, wenn der Winter vorbei ist und die Grippesaison natürlicherweise ihrem Ende entgegengeht? »Wer abends zum Essen einlädt, sollte vorher in den Kühlschrank schauen«, sagte Gerd Antes. »Nach

dem bedingungslosen Aufruf der Politik zur Impfung führt der Mangel an Impfstoff die Empfehlung jetzt ad absurdum.« Laut Plan sollten Schwangere vorrangig geimpft werden – doch es gab zunächst keinen geeigneten Impfstoff für sie. »Er ist eingetroffen, die Verteilung der 150 000 Dosen beginnt nächste Woche«, sagte Andreas Hoffmeier vom Gesundheitsministerium Thüringen im Dezember 2009. Die Lieferung kam viel zu spät. Nicht nur Michael Kochen war überzeugt, dass sich Bund und Länder bei den Vertragsverhandlungen mit den Impfstoffherstellern über den Tisch haben ziehen lassen. »Keiner von den Offiziellen ist jetzt mutig genug, die Fehleinschätzungen zuzugeben«, sagte Kochen. »Wäre die Schweinegrippe eine ernste Bedrohung, hätte uns das chaotische Krisenmanagement in große Gefahr gebracht.«
Ein Großteil des Impfstoffs Pandemrix wurde im Herbst 2011 vernichtet, weil sich in Deutschland nur fünf Prozent der Bevölkerung haben impfen lassen, das Mittel aber für 50 Millionen Menschen bestellt worden war. Für einige Geimpfte hatte das Folgen. Neben Gelenkschmerzen, Fieber und allergischen Reaktionen ist nach der Impfung bei mehr als 160 Menschen weltweit die krankhafte Schlafsucht Narkolepsie aufgetreten. In Finnland und Schweden häufen sich die Fälle, dort sind 70 Prozent der Bevölkerung mit dem Stoff geimpft.
Überraschend ist das nicht, denn der Impfstoff wurde nicht ausreichend geprüft. Am 24. September 2009 hat die Emea, die europäische Zulassungsbehörde, Pandemrix und Focetria zugelassen, am 1. Oktober 2009 Celvapan. In der Begründung hieß es: Der Impfstoff »wurde unter ›außergewöhnlichen Umständen‹ zugelassen. Dies bedeutet, dass es bisher nicht möglich war, umfassende Informationen über den Pandemie-Impfstoff zu erlangen.« Die Sicherheit werde aber gewährleistet, schrieb die Emea weiter, da die »Unternehmen während des Einsatzes des Impfstoffes Informationen über die Sicherheit sammeln«.

Das ist ungewöhnlich – und klingt nach einem Freiluftexperiment. Die Sicherheitsprüfung müsste *vor* der Zulassung erfolgen. »Die neuen Impfstoffe sind potentiell gefährlicher als der saisonale Grippeimpfstoff, da die sonst üblichen Sicherheitsprüfungen übersprungen werden«, warnte der »Arzneimittelbrief«. Influenza-Experte Thomas Jefferson kritisierte die Impfkampagne als »Großversuch an der Bevölkerung« – eine Einschätzung, die im »Arzneimittelbrief« als »sehr zutreffend« bezeichnet wurde. Aus früheren Studien mit Pandemrix war bekannt, dass bei mehr als einem von zehn Geimpften Kopf- und Gelenkschmerz sowie Fieber und Mattigkeit vorkommen. »Das wird häufiger als bei der normalen Grippeimpfung sein, ist aber nicht gefährlich«, wiegelte Susanne Stöcker vom RKI damals ab.

Auch das Pandemrix beigefügte Adjuvans AS03 wurde zuvor in keinem Impfstoff verwendet. Die Tests an 5000 Probanden hatten zwar keine Sicherheitsmängel gezeigt. Doch wird an so wenigen Freiwilligen getestet, bleiben seltene Nebenwirkungen unerkannt, die bei der Impfung von Millionen Menschen etliche Opfer fordern würden.

Wer sich fragt, warum die Ständige Impfkommission (Stiko) die Impfung am 8. Oktober 2009 trotzdem für »Beschäftigte in Gesundheits- und Wohlfahrtsberufen, Personen ab einem Alter von 6 Monaten mit erhöhter gesundheitlicher Gefährdung, Schwangere und Wöchnerinnen, danach Kinder und Jugendliche und schließlich Erwachsene« empfohlen hat, findet keine befriedigende Antwort. Wie unsicher die Experten waren, schrieben sie in ihrer Begründung im »Epidemiologischen Bulletin« vom 12. Oktober: »Die begrenzte Datenlage lässt sich kurzfristig nicht verbessern und hat zur Folge, dass quantitative Grundlagen für die Entscheidungen nicht umfassend sind und dadurch subjektive Einschätzungen eine größere Rolle spielen und unvermeidlich sind.«

Ob die »subjektiven Einschätzungen« auch mit den Verflechtungen von Stiko und Emea zusammenhängen? Die Stiko ist am Robert-Koch-Institut angesiedelt und hat 16 Mitglieder. »Die Mehrzahl der Mitglieder hat mehr oder minder intensive Kontakte, darunter bezahlte Tätigkeiten zu den wichtigsten Herstellern von Impfstoffen«, beklagte Transparency International im September 2009. »Angesichts einer hohen Verunsicherung über die Impfung ist eine unabhängige Empfehlung von Spezialisten unabdingbar.« Und die europäische Zulassungsbehörde Emea? Sie wird von Transparency seit Jahren kritisiert, weil sie in der Europäischen Kommission der Generaldirektion Wirtschaft und nicht der Generaldirektion Gesundheit und Verbraucherschutz unterstellt ist und zu fast zwei Dritteln von der Pharmaindustrie finanziert wird.

Noch zweifelhafter wird die Impfempfehlung, wenn man den Vertrag kennt, den Länder und Gesundheitsministerien 2007 mit dem Impfstoffhersteller GSK geschlossen haben. Die Partner verpflichteten sich darin zur Geheimhaltung. Die Details sahen zudem vor, dass eine Impfdosis sieben Euro kostet. Der eigentliche Impfstoff kostete nur einen Euro, das umstrittene Adjuvans hingegen sechs Euro. Impfstoff ohne Adjuvans wäre aber schon für vier Euro zu haben gewesen. Bei 50 Millionen bestellten Impfdosen betrug der Unterschied 150 Millionen Euro. Die Lieferbedingungen fehlten, die Rede war von Bereitstellung »zur Abholung«. Bei Impfseren muss die Kühlkette eingehalten werden. »Die Gefahr des zufälligen Untergangs und der zufälligen Verschlechterung des Pandemie-Impfstoffs geht auf die Länder über«, hieß es in dem Vertrag. Besonders absurd war ein dritter Passus: »Die Länder stellen GSK gesamtschuldnerisch frei von Schadensersatzansprüchen.« Auf Deutsch: Wenn etwas passiert und Nebenwirkungen auftreten, muss der Hersteller nicht dafür haften.

Um zu verstehen, wie paradox die Impfempfehlungen und die massenhafte Bestellung des Impfstoffs damals waren, muss man sich die Lage 2009 noch mal vergegenwärtigen. Es galt

das Motto: Stell dir vor, es ist Schweinegrippe, und keiner fühlt sich bedroht. Stell dir weiter vor, es gibt eine Impfung, die als bedrohlicher wahrgenommen wird als die Krankheit, vor der sie schützen soll. Bei den meisten Infizierten, bei denen H1N1 nachgewiesen wurde, verlief die Erkrankung harmloser als die saisonale Grippe. Wo also war die Gefahr?
Die neuen Vakzine wurden übereilt hergestellt und an nur wenigen Freiwilligen getestet. Sie waren teilweise mit neuen Wirkverstärkern versetzt, mit denen ebenfalls wenig Erfahrung bestand. Die Entscheidung für eine Impfung wird meist von beschwerdefreien Gesunden getroffen. Wer sich Schmerzen zufügen und impfen lässt, wägt vorher den vermuteten Nutzen und Schaden ab. Entweder muss die Bedrohung durch die zu verhindernde Krankheit als ausreichend groß erachtet werden oder das Risiko eines Schadens verschwindend gering erscheinen. Beides war im Fall der Schweinegrippe nicht gegeben.
Die Impfkampagne war ein einziges Durcheinander. Die vielen offenen Fragen hätten vor der Impfempfehlung erörtert werden müssen. Da dies nicht geschehen ist, war die Spritze gegen die Grippe vor allem eines: eine Konjunkturspritze für die Pharmaindustrie.

## Widersprüche, Widerstände, widerliche Übertreibungen

Wenn man im November 2009 mit Wolf-Dieter Ludwig über die Schweinegrippe sprach, reagierte der sonst so besonnene Arzt gereizt. »So viel Unsinn kann man gar nicht entkräften, wie geredet und geschrieben wird«, sagte Ludwig, Vorsitzender der unabhängigen Arzneimittelkommission der Deutschen Ärzteschaft (AKDÄ). Ludwig ist ein Arzt, den man redlich nennen kann. Um der Sache willen geht er auch dahin, wo es manchmal weh tut – ins Fernsehen. Dort traf er im Herbst 2009 auf Virologen, die sich wichtigtaten, weil ihr Fachgebiet plötzlich im Mittelpunkt stand. Deutschland suchte den Superexperten. Das Problem daran: Mancher redete sich für ein bisschen Popularität um Kopf und Kragen.

So ergingen sich manche Virologen in Horrorszenarien von 50 000 Toten in Deutschland. Andere bezeichneten den Impfstoff als sicher, obwohl sie das nicht wissen konnten – genauso wenig, wie sie wissen konnten, ob er unsicher ist. »Die Diskussion ist nicht mehr schön«, sagte Ludwig seinerzeit. »In Frankreich und Italien werden nüchtern jeden Tag die Zahlen aufgelistet – wie viele Menschen sind erkrankt, wie viele davon schwer, wie viele leicht. Diese Transparenz fehlt in Deutschland. Und die Indizien, die dagegen sprechen, dass die Schweinegrippe gefährlich ist, werden kaum kommuniziert.«

Dabei war auf der Südhalbkugel der Winter gerade vorbei, und dort gab es zumeist harmlose Verläufe.[8] Todesfälle im Verhältnis zur Zahl der Infizierten waren dort nicht häufiger als bei der saisonalen Grippe. In Neuseeland und Australien ermittelten Forscher einen schweren Verlauf pro 300 bis 400 Infektionen.[9] »Die breite Masse hat in Deutschland kaum eine Chance, sich ausgewogen über Nutzen und Risiken der Impfung zu informieren«, beklagte Ludwig. Zu wenige Fachleute standen dazu, dass die Wissenschaft nicht immer Antworten hat. »Als Experten müssten wir bei der Schweinegrippe öfter bekennen: Wir wissen es auch nicht genau«, sagte der Bremer Gesundheitswissenschaftler Norbert Schmacke.

Dafür gab es viele offene Fragen und Zweifel. »Warum mussten gleich Impfdosen für 50 Millionen Menschen bestellt werden?«, fragten kritische Ärzte. »Warum hat man sich nicht auf einen Stufenplan mit der Industrie geeinigt, der die Bereitstellung je nach Bedarf regelt?« Dass die Preiskalkulation für den Impfstoff absurd war – ein Euro der Wirkstoff, sechs Euro der

umstrittene Wirkverstärker –, konnte nicht oft genug betont werden.
Wegen der unsystematischen Impferei werden Nebenwirkungen schlecht erfasst. Das pharmakritische »Arznei-Telegramm« betitelt seinen Bericht über den Impfstoff mit »Verträglichkeitsmythos und Empfehlungschaos«. Gerd Antes betonte, wie unseriös es sei, Impfstoffe als »sicher« zu bezeichnen – wie auch, sie zu verteufeln. Sie waren schlicht in dieser Zusammensetzung fast nicht erprobt.
Pandemrix, der Impfstoff für die Bevölkerung, der wie Asterix mit Ausschlag klingt, war vor der Zulassung nur an 61 Probanden getestet worden. Die dürftigen Erfahrungen wurden zuvor mit einem Modellimpfstoff gemacht, der neben dem wenig getesteten Wirkverstärker AS03 den Wirkstoff gegen das Vogelgrippe-Virus H5N1 enthielt. Dieser wurde kurzerhand gegen einen Wirkstoff gegen das Schweinegrippe-Virus H1N1 ausgetauscht. Aus wenigen Erfahrungen mit dem ersten Impfstoff abzuleiten, dass der zweite Impfstoff – mit dem noch weniger Erfahrungen bestehen – unbedenklich sei, hielt Ludwig »vorsichtig ausgedrückt für verwunderlich«. Nach all dem Durcheinander und den vielen offenen Fragen war für ihn klar: »Keiner kann bestreiten, dass wir gerade Teilnehmer eines riesigen Großversuchs sind.«
In der Rückschau stellte sich die Schweinegrippe bald als die weltweit erste Seuche heraus, die von Politikern, Pharmafirmen und fragwürdigen Experten übertragen wurde. Dafür war die Bundesregierung im Frühjahr 2010 großzügig geworden und stand eng befreundeten Nationen bei. Sie wollte die langsam ranzig werdenden Impfdosen preisgünstig an Länder verhökern, die sonst keine anderen Probleme haben, beispielsweise Albanien.
Und beim nächsten Mal? Wissen wir immerhin, dass wir beruhigt sein können. Die Forscher, die Politik und die Pharmaindustrie haben das schon im Griff, sie haben ja geübt. 2009

konnte man nur dankbar sein, dass kein wirklich bedrohliches Killervirus unterwegs war, sondern man trotz Tausender Toter weltweit – davon etwa 200 in Deutschland – aus mikrobiologischer Sicht über die Viren sagen musste: Die wollten nur spielen.

## Industriefreundliche Symbolpolitik

Um den politischen Aktivismus anlässlich der Schweinegrippe besser zu verstehen, lohnt ein kurzer Blick in die Seuchengeschichte. Der Fall des US-Soldaten David Lewis 1976 ist ein Lehrbeispiel für überstürzte Impferei und Symbolpolitik. Im Januar 1976 starb Lewis an einer Infektion mit H1N1, einer Variante des Erregers der Schweinegrippe. Die Regierung Ford befand sich ein Jahr nach dem Fall von Saigon in der Krise – und im Wahlkampf. Der damalige US-Präsident Gerald Ford forcierte ein Impfprogramm gegen die neue Grippe, obwohl sogar die Pharmaindustrie vor einer zu schnellen Einführung warnte. Nach Beginn der Massenimpfung im Oktober 1976 litten einige der Geimpften an einer seltenen Lähmung. Die Nebenwirkungen und unklare Todesfälle führten zum abrupten Ende des Impfprogramms. Das Mittel war noch nicht ausreichend erprobt.

In Deutschland war 2009 auch Wahlkampf – und die Krankheit verlief meist milde und ohne Komplikationen. Im Kontrast dazu fordert die saisonale Grippe in Deutschland jedes Jahr 5000 bis 12000 Opfer. Trotzdem waren Bund und Länder gewillt, in einem finanziellen Kraftakt 50 Millionen Menschen gegen die Schweinegrippe zu impfen. Gegen den Willen der Menschen, denn mehr als drei Viertel der Bevölkerung standen dieser Impfung skeptisch gegenüber.

Es gab auch medizinische Gründe, am Sinn der Impfung zu zweifeln. Ähnlich wie in den USA 1976 war der Impfstoff neu, niemand wusste, wie er wirkt. Er enthielt auch Wirkverstärker, mit denen kaum Erfahrungen gesammelt worden waren. Dass Beimischungen nicht harmlos sind, zeigt das Beispiel der Impfung gegen die Hirnhautentzündung FSME im Jahr 2000. Im Vergleich zur Vorgängerimpfung wurde damals nur die Beimischung verändert – das neue Mittel musste nach wenigen Monaten wegen der starken Nebenwirkungen vom Markt genommen werden. Mit einem neuen Vakzin nach kurzer klinischer Erprobung 50 Millionen Bundesbürger gegen Schweinegrippe impfen zu wollen, kann man als bedenklichen Großversuch bezeichnen. Man musste wahrlich kein Impfgegner sein, um diese Impfung abzulehnen.

Irritierend war auch die Argumentation vieler Impfbefürworter. Sie befürchteten eine mögliche Mutation des Erregers, die diesen gefährlicher macht. Das ist tatsächlich möglich, diese Gefahr ist bei nahezu allen Keimen gegeben. Deshalb war es medizinisch originell, gegen einen Erreger zu impfen, um die Entstehung eines noch gefährlicheren zu verhindern. Man konnte es auch als innovatives Geschäftsmodell bezeichnen.

Psychologisch war es verständlich, dass Politiker – zumal in Zeiten des Wahlkampfs – einer diffusen Bedrohung etwas entgegensetzen wollten. Diese Viren sind ja auch gemein: Die millionenfach von den Bundesländern gehorteten Medikamente wie Tamiflu helfen kaum, haben Nebenwirkungen und verkürzen Symptome bestenfalls um einen Tag. Der Nutzen der Prophylaxe ist noch weniger gewiss: Ob die Impfung wirkte und mit welchen Nebenwirkungen sie einherging, war unklar. Trotzdem diskutierten Krankenkassen Beitragserhöhungen, um die Impfung zu finanzieren. Ministerien und Behörden überboten sich mit Impfbestellungen. Mit ihren Pandemieplänen taten sie so, als hätten sie die Lage im Griff. Man fühlt sich an Brechts Dreigroschenoper erinnert: »Ja, mach nur einen Plan / Sei nur ein großes Licht! / Und mach dann noch 'nen zweiten Plan / Geh'n tun sie beide nicht.«

Statt Schutz folgte das Impfdesaster. Eine der Aufgaben von Politikern ist es, die Bürger zu schützen. Zur Fürsorgepflicht gehört es aber auch, maßvoll und ökonomisch vernünftig vorzugehen und nicht eine teils hysterische, teils industriefreundliche Symbolpolitik zu betreiben. Die Menschen durchkreuzten mit ihrer Weigerung, sich impfen zu lassen, die Pläne der Ministerien. Bürger haben oft ein Gespür dafür, wann Gefahr droht und wann sie verschaukelt werden.
Die vermeintliche Schweinegrippe in den USA nahm 1976 übrigens ein überraschendes Ende: Im November verlor Gerald Ford die Wahl gegen Jimmy Carter. Die große Pandemie, die nach Angaben des damaligen Gesundheitsministers eine Million Amerikaner hätte töten können, fand niemals statt. Die Grippe-Saison 1976/77 ging als diejenige mit den wenigsten Erkrankungsfällen seit Beginn der Aufzeichnungen in die Statistik ein.

# Ärzte – denn sie wissen nicht, was sie tun

## Die Fakten und die Toten

Man weiß nicht, was schlimmer ist: dass Ärzte die Zahlen nicht verstehen, die Schaden und Nutzen einer Behandlung für Patienten beziffern – oder dass sich viele von ihnen bereitwillig in den Dienst der Pharmaindustrie stellen. Wahrscheinlich kommt beides auf fatale Weise zusammen. Für Patienten ist das gefährlich. Schließlich kann Statistik tödlich sein. Zumindest, wenn sie falsch verstanden oder dargestellt wird. Halt, Moment. Ärzte sind ja immer so schnell beleidigt, deshalb fängt dieses Kapitel besser mit Patienten an.

Also: 1995 warnte die britische Arzneimittelbehörde davor, dass Antibabypillen der dritten Generation das Risiko für Thrombosen verdoppeln könnten – verdoppeln bedeutet einen Anstieg um 100 Prozent. Daraufhin erhielten 190000 britische Hausärzte einen Warnbrief. Außerdem wurden Gesundheitsbehörden und Apotheker über das Risiko informiert. Die Behörde schaltete alarmistische Anzeigen in großen Zeitungen.

Doch was bedeuteten 100 Prozent in diesem Fall? Die Studien, die den Warnungen zugrunde lagen, hatten gezeigt, dass eine von 7000 Frauen, die eine Pille der zweiten Generation nahm, eine Thrombose bekam. Unter einer Pille der dritten Generation bekamen zwei von 7000 Frauen eine Thrombose. Die Veränderung von eins auf zwei kann man als Steigerung um 100 Prozent bezeichnen. Man kann auch sagen, das Zusatzrisiko ist zu vernachlässigen.

In England passierte das Gegenteil. Die neue Angst vor der Pille hatte dramatische Folgen. Zigtausende Frauen setzten die Pille ab, auch wenn sie keine Pille der dritten Generation nahmen. Plötzlich war jede Antibabypille suspekt. Im Folgejahr kam es in Großbritannien zu 13 000 zusätzlichen Abtreibungen aufgrund ungewollter Schwangerschaften. Die Zahl der Teenager-Schwangerschaften der unter 16-Jährigen stieg um 800 an. Tragischerweise gehen Abtreibungen wie auch Schwangerschaften mit einem erhöhten Thromboserisiko einher, das um ein Vielfaches größer ist als jenes durch Einnahme der Pille. Das traurige Fazit: In Großbritannien kamen mehr Frauen zu Schaden, weil sie die Pille absetzten, als wenn sie weiter verhütet hätten wie bisher.
Man kann dieses Phänomen auf die statistische Unkenntnis medizinischer Laien schieben. Leider haben aber auch Ärzte ein Problem, Zahlen zu verstehen. Das gilt in Deutschland, im Rest Europas und auch in den USA, obwohl fast alle Fachartikel in Englisch verfasst sind.[1] Das ist kein Manko von akademischem Interesse, sondern diese mathematische Schwäche ist eine Gefahr für Patienten. Wenn Frauen nach einer Mammographie erfahren, dass beim Röntgen etwas Auffälliges entdeckt wurde, sollte der Arzt schon wissen, wie zuverlässig dieses Ergebnis ist.[2]
Tut er aber oft nicht. Obwohl sie alle notwendigen Daten zur Verfügung hatten, gaben Gynäkologen in einer Untersuchung die erstaunlichsten Antworten auf die Frage, ob ein auffälliger Befund bedeutet, dass die Frau Brustkrebs hat. Lediglich 21 Prozent der Frauenärzte lagen richtig und erkannten, dass nur eine von zehn Frauen mit auffälliger Mammographie tatsächlich Krebs hat. Der große Rest der »positiven« Befunde sind Fehlalarme.[3]
Gerd Gigerenzer, Direktor am Max-Planck-Institut für Bildungsforschung in Berlin, bezeichnet diese Ignoranz vieler Ärzte als »statistischen Analphabetismus«.[4] Wenn es sich

dabei nur um wissenschaftliche Rechnereien handeln würde, könnte man das hinnehmen. Tatsächlich aber stehen medizinische Laien ständig vor Entscheidungen zu ihrer Gesundheit und erwarten Aufklärung vom Arzt. Schließlich wollen viele Frauen wissen, wie hoch das Risiko einer Chromosomenschädigung bei später Schwangerschaft ist und wie sich das Risiko einer Fruchtwasseruntersuchung dazu verhält. Soll die Tochter gegen Gebärmutterhalskrebs geimpft werden, oder ist die Häufigkeit des Tumors gering und der Schutz nicht sehr groß? Aussagen ohne Dosisangaben sind besonders gefährlich. Vor kurzem trug ein Referent auf einer Veranstaltung für Ärzte diese Erkenntnis vor: Sauerstoff kann nicht schaden. Eine gefährliche Aussage. Bis in die 1970er Jahre wurde Frühgeborenen 100-prozentiger Sauerstoff in den Brutkasten geleitet. Erst nachdem zigtausend Babys geschädigt waren, bemerkten Ärzte, dass sich bei den Babys irreversibel die Netzhaut ablöste und sie erblindeten. Stevie Wonder hat sein Augenlicht wohl auf diese Weise eingebüßt.

Ärzte schneiden nicht gut dabei ab, wenn sie häufig gestellte Fragen beantworten sollen. Die Stiftung Warentest beauftragte im Jahr 2004 Testpatienten, sich bei Urologen in Berlin zu erkundigen, wie zuverlässig der PSA-Bluttest auf Prostatakrebs sei. Nur zehn Prozent der befragten Urologen gaben die wichtigen Informationen – nämlich dass der Test a) viele Tumore übersieht, b) oft falschen Alarm gibt, c) dass längst nicht alle entdeckten Krebsformen behandelt werden müssen und d) die Therapie häufig zu Inkontinenz und Impotenz führt.

Die Hamburger Gesundheitswissenschaftlerin Ingrid Mühlhauser hat gezeigt, dass selbst in Broschüren von Ministerien und Behörden Informationen falsch wiedergegeben oder bewusst verzerrt werden.[5] Dort ist zu lesen, dass die Wahrscheinlichkeit für Frauen, in den nächsten zehn Jahren an Brustkrebs zu sterben, um 25 Prozent sinkt, wenn sie am Mammographie-Screening teilnehmen. Das ist nicht falsch, vermittelt aber einen falschen Eindruck, denn bezogen auf 1000 Frauen sieht der mögliche Vorteil mickrig aus: Nehmen sie am Screening teil, sterben drei von 1000 Frauen in der nächsten Dekade an Brustkrebs. Machen sie bei der Früherkennung nicht mit, sterben vier von 1000. Die Steigerung von drei auf vier kann man als Steigerung um 25 Prozent bezeichnen – mit fairer Aufklärung hat das aber nichts zu tun.

Die Angabe von 25 Prozent in diesem Fall bezieht sich auf die relative Risikosenkung. Die absolute Risikosenkung beträgt für die Mammographie hingegen eins von 1000 – das sind 0,1 Prozent. Obwohl diese Angaben zum kleinen Einmaleins der Risikoberechnung gehören, fallen Ärzte oft darauf herein und bewerten die Wirkung einer Therapie oder Früherkennung falsch.

Der Hang zu guten Nachrichten in der Medizin ist verständlich. »Es gibt bei Ärzten wie Patienten einen chronischen Überoptimismus«, sagt Gerd Antes. »Der potentielle Nutzen einer Therapie oder Diagnostik wird überschätzt, der potentielle Schaden vernachlässigt.« Es klingt ja auch erfreulicher, wenn ein Herzmittel die Infarkthäufigkeit um 34 Prozent senkt, als zu erfahren, dass die Gefahr von 3,9 auf 2,5 Prozent und damit absolut nur um 1,4 Prozent gesunken ist. In Untersuchungen von Mühlhauser und Gigerenzer bewerteten 80 Prozent der Ärzte einen Behandlungserfolg als wichtig, wenn sie die relative Risikosenkung erfuhren. Sahen sie die absoluten Zahlen, war weniger als ein Drittel von der Therapie überzeugt.

Auch Politiker greifen zu medizinischen Beschönigungen. New Yorks ehemaliger Bürgermeister Rudy Giuliani ließ in einer Wahlkampagne 2007 verkünden, dass er an Prostatakrebs gelitten habe, aber dass seine Chance, geheilt zu werden, in den USA 82 Prozent betrüge. »Meine Chance auf Heilung in England mit seiner sozialistischen Medizin? 44 Prozent!« Wie froh der Politiker sein konnte, in New York zu leben und nicht in York.

Giuliani bezog sich auf Daten, wonach in Großbritannien 49 von 100 000 Männern jährlich die Diagnose Prostatakrebs bekommen. Innerhalb der nächsten fünf Jahre sterben 28 von ihnen, das ergibt in der Tat eine Überlebensrate von 44 Prozent. Allerdings werden in den USA die meisten Diagnosen durch den umstrittenen PSA-Test gestellt, in England hingegen erst, wenn Symptome auftreten. Man stelle sich Patienten vor, die mit 67 Jahren ihre Diagnose bekommen und mit 70 sterben. Ihre Fünf-Jahres-Überlebensrate beträgt null Prozent. Wäre diese Männergruppe mit 60 Jahren getestet worden und mit 70 gestorben, läge ihre Überlebensrate bei 100 Prozent. Sieht statistisch einwandfrei aus, bringt den Männern aber keinen Tag mehr. »Höhere Überlebensraten bedeuten nicht, länger zu leben«, sagt Gerd Gigerenzer, der viele solche Beispiele aufgeschlüsselt hat.

Werden Patienten in die PSA-Tests einbezogen, die an harmlosem Krebs leiden, der nicht wächst, nie Beschwerden verursacht und nie behandelt werden muss, ist die Überlebensrate noch höher. Beide Faktoren trugen dazu bei, dass die Überlebensrate in den USA doppelt so hoch erschien wie in Großbritannien. Dabei sind Männer in den USA keineswegs besser dran. In beiden Ländern sterben ähnlich viele Männer an Prostatakrebs – in den USA wissen sie nur früher davon.

Wer diese verbreiteten statistischen Tricks nicht kennt, kann schnell in die Irre geführt werden. Ärzte können Manipulationsversuchen von Politikern und Pharmafirmen meist wenig entgegensetzen. Die Arzneimittelhersteller beschäftigen allein in Deutschland 16 000 Pharmareferenten, die systematisch Praxen und Kliniken aufsuchen und Ärzte bearbeiten. Eine teure Investition, die sich aber offenbar lohnt. Mediziner in Deutschland fallen leicht auf die Hochglanzbroschüren mit den bunten Tortengraphiken herein.

Ein entscheidender Grund dafür, dass Ärzte in Deutschland anfällig für Fehlinformationen sind, ist ihre Fortbildung. In englischsprachigen Magazinen wie dem »New England Journal of Medicine«, »JAMA«, dem »British Medical Journal« oder »The Lancet« werden die spannenden Debatten geführt und die wichtigen Ergebnisse veröffentlicht, die sich auf Diagnostik und Therapie auswirken. In deutschsprachigen Medizinjournalen wird keine bedeutende Neuigkeit veröffentlicht. Viele sind von Pharmafirmen dominiert, die ihre Anzeigenbelegung davon abhängig machen, dass Artikel nicht kritisch ausfallen. In deutschsprachigen Zeitschriften veröffentlichen Ärzte, was sie in internationalen Fachblättern nicht loswerden, oder sie wiederholen alte Daten, neu verpackt. »Deutschland produziert kaum relevante Studien, 99 Prozent der wichtigen Ergebnisse stammen aus anderen Ländern, wie man an wichtigen Fragen wie der Hormontherapie in den Wechseljahren sieht«, sagt Gerd Antes. »Der wissenschaftliche Zeitschriftenmarkt in Deutschland ist tot, da die Journale nur noch Zweitverwerter sind.«

Ärzte sind leicht reizbar, und schön ist diese Zahl wirklich nicht. Man kann sie aber den Patienten zuliebe nicht aussparen: 80 Prozent der Ärzte in Deutschland lesen keine englischsprachige Fachzeitschrift. Viele können es nicht, weil sie die Sprache nicht beherrschen, andere wollen es nicht – das Ergebnis ist gleich: Ärzte in Deutschland haben es schwer, auf dem aktuellen Stand zu sein. Sie verlassen sich auf lokale Meinungsführer, die oft im Sold der Pharmaindustrie stehen und einseitige Wahrheiten verkünden. Das ist leider keine Verschwörungstheorie, denn 90 Prozent der Ärztefortbildungen in Deutschland werden von der Pharmaindustrie unterstützt.

Jedes Jahr wird ein Punktwert berechnet, der anzeigt, wie eine Zeitschrift im Meer der etwa 20 000 medizinischen Fachblätter weltweit wahrgenommen wird. Die englischsprachigen Top-Magazine kommen auf Werte zwischen 15 und 35 und stehen an der Spitze. Deutschsprachige Journale wie die

»Deutsche Medizinische Wochenschrift« oder die »Münchner Medizinische Wochenschrift« dümpeln bei Werten zwischen 0,4 und 0,8 herum – oder werden gar nicht gelistet. Das heißt, sie werden in der internationalen Fachwelt schlicht nicht wahrgenommen oder gar zitiert.

Während es das »Deutsche Ärzteblatt« durch hartnäckige Arbeit ihres wissenschaftlichen Leiters immerhin geschafft hat, auf die Liste zu kommen (wo es hintere Plätze belegt), gehören die Zeitschriften der britischen und amerikanischen Ärzteverbände – das »British Medical Journal« und das »JAMA« – zu den weltweit führenden Journalen. Die Ärzte, die bei ihrer deutschsprachigen Lektüre bleiben, stört das offenbar nicht.

Wissenschaftlicher Analphabetismus ist eine Gefahr, weil Ärzte dann nicht einschätzen können, mit welchen Risiken eine neue Therapie einhergeht, weil Ärzte dann nicht vermitteln können, dass ein medizinischer Test eben nicht immer hundertprozentig sichere Ergebnisse liefert, weil Ärzte dann nicht erklären können, wie oft Nebenwirkungen bei der Behandlung auftreten, die sie gerade bei einem Patienten beginnen wollen.

Es gibt allerdings Hoffnung. Kanadische und britische Ärzte haben zu Beginn der 1990er Jahre die Evidenzbasierte Medizin (EbM) begründet. EbM bedeutet, die besten wissenschaftlichen Beweise für die Patientenbetreuung zu nutzen. Evidenz statt Eminenz. Dann kann der Chefarzt nicht mehr sagen, das haben wir schon immer so gemacht, weil ihm jeder medizinische Anfänger nach ein paar Minuten Recherche entgegenhalten kann, welche Therapie als überholt gilt.

Mit dieser Methode wurden Glaubenssätze spektakulär widerlegt. 1996 zeigten Ärzte, dass Patienten, denen die Gallenblase entfernt wurde, ähnlich lang zur Erholung brauchen – egal, ob der Eingriff offen oder endoskopisch (»Schlüsselloch-Chirurgie«) erfolgte.[6] Zuvor hatten Laien wie Ärzte vermutet, der minimal invasive Eingriff sei schonender. Die Studie entlarvte den Mythos. Weder Kranke noch Pfleger, noch Ärzte wussten, welcher Patient wie operiert worden war – beide Gruppen bekamen ähnlich blutige Verbände. Natürlich sollten Ärzte weiterhin erspüren und erfragen, was Patienten tatsächlich bedrückt. Natürlich müssen Ärzte versuchen, ein therapeutisches Bündnis mit den Patienten einzugehen, damit die Behandlung Erfolg hat. Dazu gehört aber auch zu erkennen, wie groß Nutzen und Gefahren für Patienten sind. Gerd Gigerenzer sagt es deutlich: Ohne Zahlen zu verstehen, sind Laien wie Ärzte »Manipulationen ihrer Ängste und Hoffnungen durch Politik und Wirtschaft ausgeliefert«. Das ist nicht nur gefährlich, es untergräbt auch das Ideal vom aufgeklärten Patienten – in doppelter Hinsicht.

## Der Arzt als Pharmareferent

Sie heißen Meinungsbildner – oder Mietmäuler. Die Rede ist von Chefärzten, die für ein üppiges Honorar der Pharmaindustrie gute Dienste leisten. Aus Sicht der Arzneimittelhersteller selbst handelt es sich bei den Medizinern, die sie bezahlen, um Handelsvertreter, die allerdings besser entlohnt werden als die offiziellen Pharmareferenten, von denen es in Deutschland etwa 16000 gibt. Der australische Arzt Ray Moynihan von der Universität Newcastle hat gezeigt, wie Mediziner von den Arzneiherstellern angeworben werden.[7] Bebildert wurde der Beitrag mit einer Arztpuppe, die an Marionettenfäden hängt.

»Die Meinungsbildner waren für uns Verkäufer«, sagt beispielsweise Kimberley Elliott, die 18 Jahre lang für Pharmamultis wie Westwood Squibb, Smith-Kline-Beecham und Novartis im Marketing gearbeitet hat und dann ausgestiegen ist. »Wir haben immer geschaut, ob sich unsere Investition ausgezahlt hat, indem wir die Menge der Verschreibungen vor und nach den Auftritten der Ärzte registriert haben.«

In Firmen, in denen Elliott tätig war, begannen Arzthonorare für eine Abendveranstaltung bei 1600 Euro. Manchmal wurden aber auch 3000 Euro für die Redner gezahlt. Die Dias und Powerpointpräsentationen stellte das Pharmaunternehmen direkt zur Verfügung, die Ärzte mussten sich nicht darum kümmern. Zumeist werden darauf Botschaften vermittelt, die von seriöser Forschung nicht gedeckt werden oder die wissenschaftliche Ergebnisse verzerren. »Diese Leute bekommen eine Menge Geld dafür, um das zu erzählen, was sie erzählen«, sagt Elliott. »Das heißt nicht, dass sie schlecht sind oder alles falsch ist, was sie sagen, aber sie sind Pharmareferenten wie die anderen.«

Noch immer denken viele Ärzte, dass es sie nicht in ihrer Arbeit beeinflusst, wenn sie von Pharmafirmen Einladungen, Geschenke oder Geld bekommen oder wenn »nur« ihre Forschung unterstützt wird. Dabei ist in Dutzenden Untersuchungen gezeigt worden, dass die Werbe- und Marketingausgaben der Arzneimittelhersteller gewinnbringend angelegt sind: Ärzte verschreiben Medikamente einer Firma häufiger als ähnlich gute Vergleichspräparate, wenn sie zuvor mit Aufmerksamkeiten bedacht wurden. Ärzte schleusen Patienten häufiger in Studien zu einem neuen Medikament ein, wenn sie für jeden Kranken ein Zusatzhonorar bekommen. Studien, die mit Hilfe von Pharmafirmen finanziert werden, kommen öfter zu positiven Ergebnissen für das Präparat des Herstellers als unabhängige Untersuchungen.

Ärzte können sich diesen Einflüssen gar nicht entziehen, selbst wenn sie es wollten. Zu den größten amerikanischen Fachkongressen, die weltweit für die jeweilige Disziplin maßgeblich sind, kommen mittlerweile zwischen 20000 und 30000 Besucher. Dort würden lediglich ein paar hundert Doktoren auftauchen, wenn nur jene kämen, die Reise und Unterkunft komplett aus eigener Tasche bezahlt haben. »Es ist peinlich und obszön für alle Beteiligten und eine Perversion des Fortbildungsgedankens, dass Ärzte in ihrer Karriere weiterkommen, wenn sie auf industriegesponserten Veranstaltungen einer industriegesponserten medizinischen Fachvereinigung einem industriegesponserten Redner zuhören«, sagt Moynihan. Eine gesunde Beziehung zwischen Ärzten und Arzneimittelherstellern könne es nur geben »ohne den korrumpierenden Einfluss der Milliarden, die jährlich die Medizin von der Pharmaindustrie annimmt«. Versuche einer unabhängigen Medizin kommen nur sehr zaghaft voran. Die nach Vorbild der Kampagne »No free Lunch« in Deutschland begründete Initiative »Mein Essen zahl' ich selbst« (mezis.de) hat bisher nur etwas mehr als 100 zahlende Mitglieder.

»Die Firmen bezahlen Chefärzte, um mit ihrer Hilfe die Marketingstrategien zu erarbeiten – und um die Mediziner bei Tagungen und Konferenzen präsentieren und sprechen zu lassen«, sagt Richard Tiner vom Vorstand der Britischen Pharmazeutischen Industrie. Obwohl hohe Preise üblich sind, stecken nicht alle Ärzte das Geld in die eigene Tasche. »Manche lassen es ihrer Forschungsabteilung zugutekommen oder spenden das Geld für wohltätige Zwecke«, sagt Moynihan.

Üblich ist es auch, dass Ärzte 100 bis 150 Euro für jeden Patienten bekommen, den sie für eine sogenannte Anwendungsstudie gewinnen. So heißen die – methodisch meist unzureichenden – Studien der Pharmafirmen, die zeigen sollen, dass bereits zugelassene Arzneien in der Praxis so wirken, wie es sich die Hersteller erhofft hatten.

In Deutschland sind hohe Industriegagen für Mediziner ebenfalls üblich. Fast 90 Prozent aller ärztlichen Fortbildungen werden von Firmen unterstützt, die oft auch bestimmen, wer was vorträgt. Bisher regten sich nur wenige Ärzte darüber auf – und wenn, taten sie es nicht öffentlich. Eine Ausnahme bildete der Würzburger Mediziner Ulf Rapp, der auch eine Kommission zum Kampf gegen Fälschung in der Forschung leitete. Er tauchte vor Jahren auf dem Wiesbadener Internistenkongress in der Kleidung eines Müllmanns auf. Er wollte zeigen, dass »auf dem Pharma-Strich« endlich jemand nötig sei, der den Dreck wegmache.

## Schlechtes Vorbild Arzt

Der Wegweiser muss nicht den Weg gehen, den er zeigt. Trotzdem ist es verblüffend, wie groß die Unterschiede zwischen dem sind, was Ärzte ihren Patienten empfehlen, und dem, was sie medizinisch für sich selbst in Anspruch nehmen. Gerade bei Operationen halten sich die Doctores auffällig zurück. Ob Leistenbrüche, Gallensteine oder künstliche Hüftgelenke – Mediziner zögern, wenn sie selbst unters Messer sollen, und ihre eigene Impfquote ist auch nicht besonders hoch. »Wofür Ärzte sich entscheiden, hängt stark von ihrer Perspektive ab«, sagt Gesundheitswissenschaftler Peter Ubel von der Duke University im amerikanischen Durham. »Für sie selbst gelten offenbar andere Kriterien als für ihre Patienten.« Ubel hat gezeigt, dass Ärzte bei Therapieentscheidungen oft andere Schwerpunkte setzen.[8] Hypothetisch vor die Wahl gestellt, billigen sie ihren Patienten bei Dickdarmkrebs die Behandlung mit den besseren Überlebenschancen zu, sich selbst hingegen die Therapie mit geringeren Nebenwirkungen und Komplikationen – auch wenn dabei theoretisch mehr Menschen sterben. »Wahrscheinlich spielen irrationale Erwägungen und Ängste vor Spätfolgen eher eine Rolle für die eigene Entscheidung – gilt der Rat hingegen anderen, werden die Prioritäten klarer gesetzt«, vermuten die Autoren.
Der Schweizer Sozialmediziner Gianfranco Domenighetti hat in vielen Untersuchungen gezeigt, dass Ärzte und ihre Angehörigen seltener operiert werden als medizinische Laien. Erstaunlicherweise gilt dies auch für die Ehefrauen von Juristen. Ihnen wie auch Ärztinnen und den Gattinnen von Ärzten

wurde nur halb so oft die Gebärmutter entfernt wie dem Durchschnitt der weiblichen Bevölkerung.[9] Die Gründe sind naheliegend: In Medizinerfamilien ist bekannt, dass etliche Operationen riskant und nicht unbedingt nötig sind. Und bei Juristen und deren Gattinnen sind Ärzte zurückhaltender, weil sie Folgekosten fürchten.

»Ärzte wissen, dass manche Eingriffe zu oft stattfinden, etwa die Aufdehnung der Herzkranzgefäße«, sagt Max Geraedts, Leiter des Instituts für Gesundheitssystemforschung an der Universität Witten-Herdecke. »Vermutlich sind sie dann für sich noch vorsichtiger als bei ihren Patienten.« Das Misstrauen gegenüber den eigenen Kollegen und Zweifel an manchen Segnungen der Medizin sowie eine Kenntnis der Nebenwirkungen mögen zusätzlich dazu beitragen, dass Ärzte auf Behandlungen verzichten. »Köche gehen auch seltener essen als der Durchschnitt – und wenn, dann dort, wo sie wissen, dass es gut ist«, sagt der medizinische Bildungsforscher Martin Fischer von der LMU München.

»Wir üben mit den Medizinstudenten, sich in die Patienten hineinzuversetzen und zu überlegen, was ihnen wichtig ist«, sagt Geraedts. Die Lebenssituationen, die Absicherung und die späteren Pflegebedingungen eines 60-jährigen Arztes und eines 60-jährigen Patienten können schließlich unterschiedlich sein. »Da kann es sogar stimmig sein, wenn der Arzt für sich zu einer anderen Entscheidung kommt als für seine Patienten«, so Geraedts.

Dass der Arzt seinen Patienten zu manchen Eingriffen rät, so wie der Metzger den Kunden eher Wurst als Käse empfehlen wird, sei verständlich, so der Medizindidaktiker Fischer. Patienten sollten ihrem Arzt daher immer, wenn sie unsicher sind, die Frage stellen, wie der Mediziner für sich oder seine Angehörigen entscheiden würde.

# Medizin von gestern

Als Patient rechnet man damit, dass der Arzt weiß, was er tut. Der Doktor hat ja studiert, eine Ausbildung absolviert und muss sich regelmäßig fortbilden. Und falls sich der Arzt nicht sicher ist, gibt es Leitlinien. Doch viele Ärzte kennen diese Leitlinien nicht. Zu diesem Ergebnis kommt eine Untersuchung von Wissenschaftlern der Universität Köln.[10] An der Studie der Versorgungsforscher und Kardiologen nahmen mehr als 1100 Arztpraxen im Rheinland und in Sachsen teil. Die Hausärzte mussten fünf Fragen beantworten, wie sie Patienten mit Herzschwäche, Bluthochdruck und einer Verengung der Herzkranzgefäße behandeln würden. Wurden zwei Drittel der 15 Fragen richtig beantwortet – inklusive dreier »Kardinalfragen« zur richtigen Definition des Bluthochdrucks, der angemessenen Diagnostik bei Herzschwäche und der optimalen Therapie bei verengten Kranzgefäßen –, galt die Kenntnis der Leitlinien als gut und angemessen.

Dieses Ziel erreichten nur 40 Prozent der Ärzte. Besonders frappierend waren die Unterschiede zwischen den verschiedenen Krankheiten. Mit der Koronaren Herzkrankheit (KHK), wie verengte Kranzgefäße medizinisch bezeichnet werden, kannten sich immerhin 74 Prozent der Ärzte aus. Beim Bluthochdruck wussten jedoch nur elf Prozent über die optimale Therapie Bescheid, bei der Herzschwäche waren es lediglich 24 Prozent.

Aus vielen Untersuchungen ist bekannt, dass Patienten mit Herz-Kreislauf-Leiden nicht immer die beste Diagnostik und Therapie bekommen. Wenn Ärzte sich besser fortbilden und Leitlinien befolgen, kommt das den Kranken hingegen zugute. Zumindest in einer Stichprobe dieser Studie war es für die Patienten jedoch nicht von Nachteil, wenn die Ärzte nicht genau wussten, was in den Empfehlungen ihrer Fachgesellschaften steht. Die Forscher verglichen das Wohlergehen der

Kranken in 15 Praxen, in denen die Ärzte schlecht in den Befragungen abgeschnitten hatten, mit Kranken in 15 anderen Praxen, deren Inhaber die Leitlinien besonders gut kannten. Ein Unterschied war, wie die Autoren verwundert bemerken, kaum festzustellen: Etliche Ärzte machten offenbar trotz mangelnder theoretischer Kenntnisse in ihrer Behandlungsroutine vieles richtig. Dennoch sollten Patienten mit Herz-Kreislauf-Leiden in Deutschland noch besser medizinisch betreut werden. Dazu müssen Ärzte nicht nur wissen, was wirkt und hilft, sondern es auch umsetzen.

## Müllvermeidung in Medizin-Journalen

Es ist ein Hilferuf. 75 klinische Studien und elf systematische Übersichtsarbeiten am Tag sind einfach zu viel. Ein solches Quantum an medizinischer Fachliteratur kann kein Arzt lesen, erst recht nicht verstehen und nutzbringend für seine Arbeit umsetzen. Doch mit dieser täglichen Menge ist längst nicht der gesamte Ausstoß an medizinischer Literatur erfasst – hinzu kommen Fallberichte, unsystematische Überblicksartikel und Beiträge, die zu Recht nicht in Datenbanken zu finden sind. Allein die dokumentierte Literatur summiert sich auf etwa 150 000 medizinische Fachartikel im Jahr, Tendenz steigend. Kein Wunder, dass Studienexperten und Ärzte fragen: Wie sollen wir da auf dem aktuellen Stand bleiben?[11]

Vor 30 Jahren beklagte der britische Arzt Archie Cochrane, dass es der Medizin noch nicht gelungen sei, für ihre Subdisziplinen regelmäßig eine kritische Zusammenfassung der relevanten klinischen Studien zu erstellen. Noch älter ist die Klage, dass kritische Bewertungen in der Literatur verstreut und oft schwer zugänglich seien. »Wir leben noch immer mit diesen Problemen«, beklagen Ärzte nun, »ein Übermaß an ungefilterten Daten und der fehlende Zugang zu

Informationen, die für das Wohlergehen der Patienten wichtig sind.«

Der Wildwuchs hat viele Gründe. Bisher fand jeder Arzt, der das Alphabet beherrschte, ein Forum, um auch miese Daten in einer Zeitschrift unterzubringen. Noch immer wird die Hälfte der Studien nicht publiziert, wenn sie unerwünschte Ergebnisse bringen. Ein Register, in das alle Studien vor Beginn aufgenommen werden, gibt es zwar in vielen Ländern (zum Beispiel www.drks.de), die Meldung dort ist aber nicht verpflichtend. Zudem ist noch immer die Mehrzahl der Überblicksartikel narrativ und unsystematisch. Experten berichten nach Belieben von ihrer Forschung, statt – wie in systematischen Reviews – nach Qualitätskriterien eine Gewichtung und Auswertung der besten Studien vorzunehmen. Fast 80000 »erzählerischen« Übersichten stehen nur etwa 4000 systematische gegenüber.

Damit sich etwas ändert, muss »weniger Müll« in Fachblättern erzeugt werden, so die Autoren. »Der einzige Weg, um aus dieser Lage herauszukommen, besteht darin, mehr Qualität und streng systematisches Vorgehen zu fordern«, sagt Gerd Antes. »Solange aber die Masse der Artikel für eine medizinische Karriere genauso förderlich ist wie die Klasse, ändert sich daran sicher wenig. Viele Abläufe im Publikationsprozess müssten verbessert werden. Geschieht dies nicht, leiden und sterben weiterhin Menschen unnötig.«

## Die Macht der Mietmäuler

Ein Fußballverein meldet einen hohen Sieg von 5:0. Der andere berichtet von einem 3:1 für die eigene Mannschaft. Das Problem daran: Beide Clubs sprechen vom selben Spiel. Diesen Vergleich wählt der Arzt David Klemperer von der Hochschule Regensburg, um die Manipulation von Medikamentenstudien zu beschreiben, wenn die Pharmaindustrie beteiligt ist. »Marketing geht vor Evidenz, Umsatz vor Sicherheit«, sagt Klemperer. »Und alle großen Pharmafirmen sind beteiligt.« Klemperers Fußballanalogie ist keineswegs übertrieben: Als die Firma Lilly ihr Psychopharmakon Olanzapin in fünf Studien mit dem Konkurrenzprodukt Risperidon verglich, ging es 5:0 für Olanzapin aus. Die vier Studien der Firma Janssen ergaben hingegen ein 3:1 für das hauseigene Risperidon.

Ein deutsches Ärzteteam hat untersucht, auf welche Weise und in welchem Umfang Studiendaten verzerrt und zurechtgebogen werden, wenn die Pharmaindustrie die Studien finanziert.[12] Betroffen sind potentiell alle Arzneimittelgruppen; jeder kann geschädigt werden. Als Extremfall gilt der Vioxx-Skandal. Das Schmerzmittel von Merck & Co führte zu mehr als 160000 Herzinfarkten und Schlaganfällen, bis es 2004 vom Markt genommen wurde. Intern war das Gefährdungspotential früh bekannt. »Durch manipulative Auswertung und selektive Weitergabe von Daten hat der Hersteller der Öffentlichkeit das Wissen um die Schädlichkeit vorenthalten«, sagt Klemperer.

Wissenschaftler um Wolf-Dieter Ludwig, den Vorsitzenden der Arzneimittelkommission der Deutschen Ärzteschaft, beschreiben die Tricks der Manipulateure: Statt neue Mittel mit etablierten Konkurrenzprodukten zu vergleichen, werden sie Scheinpräparaten gegenübergestellt, denen sie natürlich überlegen sind. Treten in Tests bei höherer Dosierung mehr Nebenwirkungen auf, wird für die Studie eine niedrigere Dosis gewählt, auch wenn in der Praxis die höhere empfohlen wird. Zeigt sich, dass ein Präparat bei längerem Gebrauch zu mehr Nebenwirkungen führt, wird das Ende der Studie vorverlegt. Fallen die Resultate schlecht aus, werden sie oft gar nicht publiziert, dabei wären gerade Daten über Misserfolge wichtig, um Patienten zu schützen und sie nicht nutzlosen oder gar gefährlichen Behandlungen auszusetzen. Eine weitere beliebte Technik: Ghostwriter verzerren die Interpretation der Daten zugunsten eines Präparats. Meinungsbildner, die Honorare von den Firmen bekommen, tragen die einseitigen Ergebnisse auf pharmafinanzierten Fortbildungen an Haus-, Fach- und Klinikärzte weiter. Der Branchenspott nennt sie »Mietmäuler«.

Ludwig kritisiert, dass mit frisierten Studien ethische Prinzipien verletzt würden: Klinische Forschung wird ja nur betrieben, »wenn Ärzte unsicher sind, welche Therapiealternative für Patienten von größerem Nutzen ist«. Hält die Pharmaindustrie Daten zurück oder verdreht sie, geraten Patienten in Gefahr, Ärzte werden getäuscht. Abhilfe würde eine verbindliche öffentliche Registrierung aller Studien vor Beginn schaffen, wie sie Studienexperte Gerd Antes seit Jahren fordert. Dann könnte nachgehakt werden, was aus einer Untersuchung geworden ist, Misserfolge ließen sich schwerer verschleiern. »Nicht schaden muss auch für die pharmazeutische Industrie oberstes Gebot werden«, fordert Klemperer.

## Antidepressiva – die halbe Wahrheit

Die Schlussfolgerung des Fachartikels könnte kaum vernichtender ausfallen. »Reboxetin ist insgesamt ein ineffektives und potentiell schädliches Antidepressivum«, lautet das Urteil von Dirk Eyding und Beate Wieseler.[13] Die deutschen Ärzte haben sorgfältig die Daten analysiert und sind im Jahr 2010 zu einem eindeutigen Ergebnis gekommen. Im Vergleich zu anderen Antidepressiva wie auch zu Placebos zeigt sich, dass der Wirkstoff Reboxetin, der unter den Namen Edronax und Solvex im Handel ist, nicht besser gegen Depressionen hilft als Scheinmedikamente. Allerdings klagten Patienten über erheblich mehr Nebenwirkungen.

Brisant ist das Ergebnis deshalb, weil das Institut für Qualität und Wirtschaftlichkeit im Gesundheitswesen (IQWiG) im Jahr 2009 den Nutzen von Reboxetin bewerten sollte. Eine sinnvolle Analyse der Arzneien gegen die Schwermut war nach Angaben der Prüfer allerdings nicht möglich, denn sie erhielten von Hersteller Pfizer nur einen Bruchteil der vorhandenen Daten. Recherchen des Instituts ergaben, dass zwar mindestens 16 Studien mit insgesamt 4600 Patienten für das Medikament existierten, laut IQWiG stellte Pfizer aber nur sechs Untersuchungen vollständig zur Verfügung. Die Behandlung von 1600 Patienten ist publiziert. Von weiteren 3000 Patienten waren die Ergebnisse nicht zugänglich – zwei Drittel der Daten wurden zurückgehalten. »Irreführung durch Verschweigen ist kein Kavaliersdelikt. Wer Ergebnisse einer Studie geheim hält, hintergeht auch die Teilnehmer«, empörte sich Peter Sawicki, damals noch Chef des Prüfinstituts, das Ende 2009 keinen Nutzen des Mittels entdecken konnte. »Durch das Verschweigen von Daten nimmt der Hersteller Patienten wie Ärzten die Möglichkeit, sich informiert zwischen verschiedenen Therapien zu entscheiden.«

Das IQWiG, das Gutachten für das Gesundheitsministerium und den Gemeinsamen Bundesausschuss dazu erstellt, welche Therapien und Diagnosemethoden sinnvoll sind und von den Kassen erstattet werden sollten, beurteilt daher den Nutzen für das in Deutschland seit 1997 zugelassene Reboxetin im Jahr 2009 als »nicht belegt«. Seitdem wird das Medikament nicht mehr von den Krankenkassen erstattet. In den USA wurde die Zulassung wegen negativer Ergebnisse von vornherein verweigert. Nach dem IQWiG-Bericht entschloss sich der Hersteller zur Kooperation und stellte zehn – bisher nicht publizierte – Studien zur Verfügung, die dann die Grundlage für die negative Bewertung bildeten.

Selektiv nur die Studien zu veröffentlichen, die positive Ergebnisse liefern, ist eine der häufigsten und tückischsten Fehlerquellen in der Medizin. Die Wirkung von Therapien und Diagnostik wird dadurch überschätzt – im Fall Reboxetin gravierend. Es ist zu befürchten, dass Patienten nutzlose oder gar gefährliche Behandlungen erhalten, wenn nur die Ergebnisse veröffentlicht werden, die Firmen oder anderen Auftraggebern passen. Nicht nur die Industrie, sondern auch unabhängige Forscher neigen dazu, nicht zu publizieren, was ihnen nicht gefällt – zum Schaden der Patienten und Beitragszahler.

Pfizer wies die Vorwürfe des IQWiG, gegen Patienteninteressen verstoßen zu haben, »scharf zurück« und konnte die »überzogenen Ausführungen« nicht nachvollziehen. »Wir haben dem IQWiG ausreichend Daten zur Verfügung gestellt«, sagte Unternehmenssprecher Martin Fensch. »Und zwar diejenigen Daten, die sich aus unserer Sicht für eine Nutzenbewertung eignen.« Eine Verpflichtung, für das Institut alle verfügbaren Daten zusammenzutragen, bestehe Fensch zufolge nicht. Das IQWiG hat sich 2005 mit dem Verband forschender Arzneimittelhersteller darauf geeinigt, dass Pharmafirmen dem Institut Daten zur Auswertung überlassen. Im selben Jahr erklärten die Arzneimittelhersteller in einer werbewirksam inszenierten Selbstverpflichtung, ihre Informationen zu klinischen Studien offenzulegen. Wie viel diese Behauptungen wert sind, zeigte sich 2009.

»Die Hälfte aller begonnenen klinischen Studien gelangt nicht in die Öffentlichkeit«, sagt Gerd Antes. »Alle Beteiligten neigen dazu, das nicht zu publizieren, was ihnen nicht gefällt – das gilt nicht nur für die Industrie.« Forscher tragen auch zu dieser Schieflage bei. Eine Studie zeigte, dass 80 von 100 eingereichten Artikeln eine positive Aussage enthielten.[14] Auch Mediziner schreiben lieber, dass eine Behandlung hilft, als dass sie nicht hilft.

Die Praxis der selektiven Veröffentlichung, die im Englischen als »publication bias« bezeichnet wird, ist eine der häufigsten und tückischsten Fehlerquellen in der Medizin und führt zu einem geschönten Bild – die Wirkung von Therapieverfahren und medizinischer Diagnostik wird überschätzt. Für besonders unfair halten es Forscher, dass sie häufig nicht einmal davon wissen, dass und wie viele unveröffentlichte Studien existieren.

Im Fall der Mittel gegen Schwermut hat die Zurückhaltung von Daten eine besondere Vorgeschichte. In den vergangenen Jahren haben mehrere Wissenschaftlerteams gezeigt, dass etliche Antidepressiva in der Fachliteratur viel zu positiv dargestellt werden. Wurden auch die Daten hinzugezogen, die erst auf Drängen von Kontrollbehörden oder nach intensiven Nachforschungen zugänglich wurden, fiel der Nutzen der Medikamente deutlich geringer aus oder war in einigen Fällen nicht mehr nachzuweisen. »Die Schäden durch Studien, die in der Schublade bleiben, sind immens«, sagt Antes. »Wir brauchen endlich öffentliche Register mit allen Studien, die begonnen werden. Die Forschung an und mit Patienten ist keine Privatsache von Wissenschaftlern oder Firmen.«

# Patienten in Gefahr

## Im Tollhaus der Medizin

Sie liebt mich. Sie liebt mich nicht. Sie liebt mich … An diesen amourösen Abzählreim mit der Blume fühlte man sich erinnert anlässlich der wechselhaften Empfehlungen des Bundesinstituts für Arzneimittel und Medizinprodukte (BfArM) zur Gefährdung durch französische Brustimplantate zum Jahreswechsel 2011/12. Ähnlich willkürlich, wie sich die Frage nach der Liebesgunst beim Zupfen der Blütenblätter an botanischen Launen ausrichtet, scheint die Gesundheit der Frauen vor allem vom Zufall und einer robusten Konstitution abhängig zu sein. Von staatlicher oder anderweitiger Kontrolle zur Sicherheit der Patienten hingegen keine Spur.

Wie sonst ist es zu verstehen, dass betroffenen Frauen einen Tag vor Heiligabend 2011 vom Bundesinstitut noch empfohlen wurde, sich nicht pauschal die Implantate des französischen Herstellers PIP entfernen zu lassen – zwei Wochen später riet die Bundesoberbehörde hingegen dazu, sich die Silikonkissen »als Vorsichtsmaßnahme« doch entnehmen zu lassen. Zu dem Gesinnungswandel hätten »zunehmend eingehende Mitteilungen« von Ärzten, Fachgesellschaften und Kliniken über weitere Risiken beigetragen.

Man würde gerne wissen, womit sich die 1000 Mitarbeiter der in Bonn ansässigen und dem Gesundheitsministerium zugeordneten Behörde den ganzen Tag beschäftigen. Eigentlich gehört es zu ihren Kernaufgaben, gesundheitliche Gefahren durch Arzneimittel und Medizinprodukte zu erkennen und

von der Bevölkerung abzuwehren – und nicht erst dann verschämte Warnhinweise bekanntzugeben, wenn Patienten und Ärzte längst im großen Maßstab Alarm geschlagen haben. Ein zur bloßen Nachrufbehörde verkümmertes Institut, das Medikamente und medizinische Hilfsmittel zu Grabe trägt, wenn sich vielfach gezeigt hat, wie lausig sie wirken oder wie gefährlich sie sind, braucht niemand. Vielmehr wäre eine gründliche Kontrollbehörde in vorbeugender Mission gefragt, die diesen Namen verdient und Menschen vor Schaden bewahrt, statt hinterher in das Wehklagen einzustimmen.
Doch Sicherheit und Schutz der Patienten sind anscheinend politisch nicht gewollt. Die Zulassung sogenannter Medizinprodukte in Deutschland ist ein Witz, und zwar ein schlechter. Ob Herzschrittmacher, Gelenkersatz, Röntgenröhre oder Gefäßstütze: Hersteller müssen lediglich nachweisen, dass ihr Gerät funktioniert, aber nicht, dass es den Patienten etwas nutzt. Entscheidend für den Herzschrittmacher ist bei der Zulassung beispielsweise, dass er keinen Kurzschluss verursacht und nicht rostet. Ob die Rhythmusstörung dadurch gelindert wird, ist hingegen unbedeutend, um das Gerät auf den Markt zu bringen. Dafür reicht ein CE-Siegel; die Buchstaben stehen für Communauté Européenne, also die EU. Das europäische Kennzeichen kann im Ausland erworben werden und sagt nichts über die Güte und den Nutzen des Produkts und seine möglichen Vor- und Nachteile für Patienten aus.
In der Zulassung von Arzneimitteln gibt es zwar auch etliche Schwachstellen, doch in den vergangenen Jahrzehnten hat sich viel getan: Erst wenn in drei Studienabschnitten Verträglichkeit, Dosis und Wirksamkeit eines neuen Mittels getestet worden sind, darf es auf den Markt. Der Nutzennachweis gegenüber herkömmlichen Therapien steht dann zwar oft noch aus, und gelegentlich kommt es trotzdem zu Arzneimittelskandalen, aber wenigstens ein Mindestmaß an Sicherheit ist gewährleistet.

Für Medizinprodukte gibt es hingegen nichts Vergleichbares, entsprechend grotesk sind die Verfehlungen. Drei Beispiele von Dutzenden: Defekte und wegen der Freisetzung gefährlicher Metall-Ionen umstrittene Hüftprothesen müssen tausendfach erneuert werden. Ein von deutschen Unikliniken gefeiertes Verfahren, bei dem Gefäßstützen Hirnarterien offen halten und so Patienten vor einem Schlaganfall bewahren sollen, führt zum Gegenteil, zu dreimal so vielen Hirnschlägen wie in der konventionell behandelten Gruppe. Die Versteifung der Wirbelsäule mit Zement, die bei Osteoporose vor Brüchen schützen soll, zieht mehr Frakturen nach sich, weil der schwere Zement Knochen erst recht zusammensacken und dann bersten lässt.

Das Problem wird ignoriert oder verharmlost. Ein staatliches Zulassungs- und Kontrollverfahren für Medizinprodukte gibt es schließlich nicht und ist politisch wie von der Krankenhauslobby auch nicht gewollt. Gesundheitsminister Bahr, der sein Haus – wie Vorgänger Rösler – als Wirtschafts- und nicht als Gesundheitsministerium führt, hat daran kein Interesse. Eine strengere Kontrolle von Medizinprodukten hielt er auch nach dem Implantateskandal für unnötig. Das ist Klientelpolitik auf Kosten der Patienten – die als Höhepunkt der Infamie für die Reparatur des Schadens auch noch selbst aufkommen sollten. So können Kranke künftig vor der Behandlung mit Medizinprodukten nur an der Blume zupfen und abzählen: Es hilft mir. Es hilft mir nicht …

## Das Laster des Weglassens

Pharmafirmen, Medizingerätehersteller und Wissenschaftler gefährden Patienten, weil sie unliebsame Daten verschweigen und negative Ergebnisse zu selten publiziert werden. Dabei sind fehlende Daten gefährliche Daten. Zumindest für Patienten. Unterlassen es Wissenschaftler, klinische Studien zu publizieren, die nicht die erwünschten Ergebnisse erbracht haben, beeinträchtigen sie die optimale Patientenversorgung. Dieses Vorgehen kann mindestens so fatal sein wie die vorsätzliche Fälschung und Verzerrung klinischer Studien. Dieser Schluss liegt nahe, wenn man sich in die Daten vertieft, die kritische Ärzte zusammengetragen haben.[1] »Die Bewertungen von diagnostischen und therapeutischen Verfahren beziehen sich nur auf die Hälfte aller durchgeführten Studien – und das in einer äußerst irreführenden Weise«, sagt Gerd Antes vom Deutschen Cochrane-Zentrum. »Es ist wichtig, endlich vollständige Transparenz über alle durchgeführten Studien zu bekommen, damit Patienten optimal behandelt werden können.«

Wenn ein neues Medikament im Test an Patienten keinerlei Wirkung gezeigt hat und ein Nutzen nicht zu erkennen ist, mag das für die Herstellerfirma enttäuschend sein. Die schlechten Nachrichten für die Firma sind trotzdem eine wichtige Information für die medizinische Fachgemeinde – und erst recht für die Patienten. Schließlich erfährt sie nur auf diese Weise, dass ein Medikament, das in einer kleinen und kurzen Untersuchung womöglich beeindruckend zu wirken schien, im seriösen Langzeitversuch an einer größeren Patientengruppe dramatisch gescheitert ist.

Der Umfang der Unterlassungen ist beängstigend. Die Einschätzung von Medikamenten verändert sich nämlich massiv, wenn auch die Daten aus nicht publizierten Studien einbezogen werden. Forscher nahmen im Auftrag der amerikanischen Arzneimittelbehörde FDA erstellte Gutachten unter die Lupe, die bereits zur Zulassung der Pharmaka geführt hatten – darunter Psychopharmaka, Antibiotika, Mittel gegen Bluthochdruck und Demenz. In die Zulassungsbewertungen waren aber nur publizierte Daten eingegangen.

Wurden hingegen auch die nicht veröffentlichten Ergebnisse hinzugezogen, ergab sich nur in sieben Prozent der Fälle eine ähnliche Einschätzung der Medikamente. Zu 46 Prozent wurde die Wirkung eines Arzneimittels in den Zulassungsgutachten massiv überschätzt – und zu einem ebenso großen Anteil unterschätzt. »Man muss unpublizierte Daten unbedingt in die Gutachten einbeziehen, erst recht, da ihr Einfluss nicht vorherzusehen ist«, so die Autoren.

Um diesem Missstand abzuhelfen, fordern kritische Ärzte und Wissenschaftler seit Jahren die Pflicht, alle Studien, die geplant und begonnen werden, zu registrieren und später zu publizieren – unabhängig davon, zu welchem Ergebnis sie kommen und ob sie überhaupt beendet werden. So könnte nachgehakt werden, was aus welchen Untersuchungen geworden ist. Sind sie nur versandet, oder war das Ergebnis so niederschmetternd, dass die Herstellerfirma lieber von einer Publikation absah?

Die Praxis sieht ernüchternd aus. Obwohl es die US-Gesetzgebung vorschreibt, dass innerhalb eines Jahres nach Zulassung durch die FDA relevante klinische Studienergebnisse zu Medikamenten und Medizinprodukten publiziert werden, kamen nur 22 Prozent der Hersteller dieser Verpflichtung im Untersuchungszeitraum nach.[2] »Wenn diese Daten den Ärzten in Klinik und Praxis nicht zugänglich sind, beruhen ihre Entscheidungen nicht auf dem besten Stand der Wissenschaft«, beklagen die Autoren der Analyse.

Ein Team um Joseph Ross und Harlan Krumholz von der Yale University kam zu ähnlichen Ergebnissen. Die Wissenschaftler haben untersucht, was aus den 635 klinischen Studien geworden ist, die von den Gesundheitsinstituten der USA gefördert wurden und zwischen 2005 und 2008 in der offiziellen Studiendatenbank ClinicalTrials.gov registriert und für beendet erklärt worden waren. Nicht mal die Hälfte der Untersuchungen wurde innerhalb von 30 Monaten nach Studienende in einem Fachblatt publiziert. Sogar 51 Monate nach Studienende waren ein Drittel der Untersuchungen noch immer nicht veröffentlicht.[3]

Richard Lehman und Elizabeth Loder von der Universität Oxford fordern »schärfere Maßnahmen, wenn das Wort ›verpflichtend‹ so wenig bewirkt«.[4] Hier seien endlich disziplinarische Eingriffe der ärztlichen Standesorganisationen angebracht. Eine Wissenschaftskultur, in der »willkürlich veröffentlicht« und nur unvollständig Daten bereitgestellt würden, mache es unmöglich, Nutzen wie Schaden medizinischer Maßnahmen sauber zu beurteilen. Gutachter, die über neue Therapien befinden, müssten sich die Daten wie Teile in einem Puzzlespiel mühsam zusammensuchen, ohne zu wissen, wann das Bild vollständig ist. »Mit den Konsequenzen aus diesem Versagen werden Patienten noch viele Jahre zu leben haben«, prophezeien die Ärzte aus Oxford.

Grund zum Optimismus sehen die Verfechter einer transparenten Veröffentlichungspraxis bisher wenig, denn verbessert hat sich das Publikationsverhalten in der vergangenen Dekade nur marginal. »Die Ignoranz gegenüber dem Problem besteht schon seit Jahren, und sie ist weiterhin enorm«, sagt Gerd Antes. »Zusammen mit den Eigeninteressen der Hersteller resultiert daraus eine schädliche Desinformation von Ärzten wie Patienten.«

## Giftige Gelenke

Es ist ein weiterer Skandal um Medizinprodukte. Nach Brustimplantaten gerieten die Hüftprothesen in die Kritik. Mehr als hunderttausend Patienten sind weltweit betroffen. Zwar geht es nicht um jeden Kranken, der ein künstliches Gelenk bekommen hat. Doch die Prothesen, bei denen Metall auf Metall trifft, stellen ein großes Risiko dar.[5] Ionen, die durch Abrieb freigesetzt werden, schädigen Gewebe, führen zu Schmerzen und behindern beim Gehen. Über Blut und Lymphe im Körper verteilt, erhöhen die toxischen Substanzen das Krebsrisiko und belasten Leber, Milz und Nieren.

Ärzte haben im Februar 2012 die Beweise für die Gefährlichkeit der Prothesen vorgelegt, die dennoch weiterhin eingesetzt werden.[6] Wissenschaftler ärgert besonders, dass sie seit Jahren auf Risiken der Metall-Implantate hinweisen, Politiker, Ärzteverbände und Behörden aber untätig blieben – und Patienten leiden. »Die Gefahren durch Metallprothesen sind längst belegt«, sagt Carl Heneghan, Direktor des Zentrums für Evidenzbasierte Medizin der Universität Oxford. »Wir brauchen unabhängige Kontrollen für Medizinprodukte, um aus dem Chaos der Warnungen und Marktrücknahmen herauszukommen.«

Bereits 1973 wurden erhöhte Metallwerte bei Patienten mit Hüftprothesen festgestellt. Seitdem ist vor etlichen Produkten gewarnt worden. Implantate, bei denen Metall auf Plastik oder Keramik auf Keramik trifft, können sich zwar lockern und müssen öfter ersetzt werden. Gefährliche Stoffe werden aber besonders dann freigesetzt, wenn Metall auf Metall trifft. Dann sammeln sich Kobalt- und Chrom-Ionen im Körper. So warnt die US-Behörde FDA davor, Metallprothesen Frauen im gebärfähigen Alter einzusetzen.[7] Bei wie vielen der jährlich 200 000 in Deutschland eingesetzten Gelenke Metall auf Metall trifft, ist ungewiss. Nach jahrzehntelangem Hickhack um das sogenannte Endoprothesen-Register fangen die Ärzte jetzt erst langsam an, systematisch Daten darüber zu sammeln, welche künstlichen Gelenke riskant sind oder nur eine kurze Lebensdauer haben – und welche nicht.

Um Medizinprodukte auf den Markt zu bringen, ist ein CE-Siegel nötig, das an mehr als 80 Orten in Europa zu haben ist. Der Hersteller kümmert sich um die fragwürdige Zertifizierung, geprüft wird die technische Funktion – etwa, ob Prothesen rosten –, aber nicht der Nutzen für Patienten. Zumeist handelt es sich um »Papierprüfungen« – die Unterlagen werden gesichtet, nicht das Material, das in den Körper eingepflanzt wird. »Man muss schon fragen, warum Arzneimittel staatlich kontrolliert werden, Medizinprodukte aber nur privatwirtschaftlich«, sagt Jürgen Windeler, Leiter des Instituts für Qualität und Wirtschaftlichkeit im Gesundheitswesen. »Genauso stellt sich die Frage: Warum wird das Ausmaß des Problems erst jetzt deutlich?«

Hartwig Bauer, Generalsekretär der Deutschen Gesellschaft für Chirurgie, kennt die Diskussion um Metall-auf-Metall-Implantate »seit meiner Assistenzzeit in den 1970ern«. Dann verschwanden diese Prothesen zwar, aber immer wieder kamen neue auf den Markt. Seit 2002 gab es einen Boom neuer Metall-auf-Metall-Implantate, weil die Prothesen längere Haltbarkeit versprachen. »Bei diesem Hin-und-Her sollte man hellhörig werden. Zudem muss die CE-Zulassung schärfer kontrolliert werden, und nach der Zulassung brauchen wir dringend Studien, um die Komplikationen der Gelenke erfassen zu können«, so der Chirurg.

Bis dahin ist es noch ein weiter Weg. Unbeeindruckt von den verheerenden Daten zur Gefahr durch die künstlichen Gelenke priesen Hersteller auf der weltweit größten Tagung der Orthopädischen Chirurgen im Februar 2012 in San Francisco den versammelten 40 000 Ärzten ihre neuesten Metallimplantate an.

## Knirschen im Knie

Nach Brust und Hüfte waren die Knie dran. Was wie die Checkliste für Modelwettbewerbe klingt, ist tatsächlich eine Aufzählung der Implantate, die in kurzer Abfolge in die Kritik geraten sind. Im Winter 2011 / 12 beunruhigte der Skandal um defekte Silikoneinlagen viele Frauen. Im Februar 2012 listeten Ärzte die seit Jahren bekannten Probleme mit Hüftprothesen auf.[8] Dann forderten Orthopäden mehr Qualität bei der Zulassung und Verwendung künstlicher Kniegelenke. »Es gibt zu wenig wissenschaftliche Belege dafür, wie sicher die Gelenke sind und welche Implantate und Operationstechniken Patienten wirklich nutzen«, bemängeln Orthopäden und Rheumatologen.[9]

Zwar ist der Gelenkersatz am Knie eine Erfolgsgeschichte der Medizin, die vielen Patienten den Schmerz genommen und die Beweglichkeit zurückgegeben hat. Gerade weil sie so populär sind und da immer öfter jüngere Patienten eine Knieprothese bekommen, sei aber kaum verständlich, dass die Implantate so schlecht überprüft würden. »Die Regeln und Bedingungen für Medizinprodukte sind von Land zu Land extrem unterschiedlich und viel weniger streng als für Medikamente«, beklagt Orthopäde Andrew Carr. »Derzeit muss für die Zulassung künstlicher Kniegelenke nur die Sicherheit bestätigt werden, aber nicht der klinische Nutzen für Patienten.«

Seit der ersten Verpflanzung eines künstlichen Kniegelenks 1968 wurden von Jahr zu Jahr mehr Implantate eingepflanzt. In den USA werden jährlich mehr als 650000 Kniegelenke ersetzt. In Deutschland ist der Eingriff mit etwa 180000 Operationen jedes Jahr nach der Hüftprothese der häufigste Gelenkersatz. Der Anteil der »jüngeren« Patienten zwischen 45 und 60 Jahren nehme zudem stetig zu, so dass viele neue Produkte auf den Markt kommen, die eine längere Haltbarkeit der Prothesen versprechen, ohne dass Sicherheit und Vorteile für Patienten tatsächlich belegt sind.

Wie schon bei den Hüftprothesen und Brustimplantaten entzündet sich die Kritik daran, dass künstliche Kniegelenke als Medizinprodukte zugelassen werden können, sobald sie ein gültiges CE-Siegel bekommen haben. Zudem kümmert sich der Hersteller selbst um das Siegel und keine staatliche Kontrollbehörde. »Mit dem CE-Zertifikat allein kann es nicht getan sein«, empört sich Hartwig Bauer, Generalsekretär der Deutschen Gesellschaft für Chirurgie.

## Neue Medikamente – der Vergleich fehlt

Die Menschen werden immer älter, und das liegt daran, dass die Medizin ständig Fortschritte macht. Immer bessere Medikamente und Therapiemöglichkeiten ermöglichen zumindest vielen Menschen in den wohlhabenden Ländern ein gesundes und langes Leben. Und wenn sie nicht gestorben sind …

Hier endet die Märchenstunde. Es stimmt zwar, dass die Menschen immer älter werden, aber das wird hauptsächlich auf bessere Ernährung und gesündere Lebensführung zurückgeführt. Auch ist richtig, dass permanent neue Arzneimittel auf den Markt kommen. Einen Nutzen haben die Patienten davon aber längst nicht immer. Häufig sind neue Pharmaka nur teurer, weniger sicher und führen zu mehr Nebenwirkungen als die seit Jahren bewährten Präparate. Eine Analyse von Mitarbeitern der Arzneimittelkommission der deutschen Ärzteschaft zeigte, wie wenig über Medikamente bekannt ist, wenn sie zugelassen werden.[10] Das Team um Ursula Gundert-Remy hat untersucht, welche Daten zur Markteinführung vorlagen. Vorteile gegenüber der bisherigen Therapie, bessere Verträglichkeit oder ein anderweitiger Zusatznutzen wurden kaum belegt. Nur in 28 Prozent der Fälle wurde überhaupt geprüft, ob das neue Mittel der bisherigen Standardbehandlung überlegen war. In mehr als der Hälfte der Fälle wurde die Wirkung hingegen nur mit einem Scheinmedikament verglichen.

»Es kann daher nicht ausgeschlossen werden, dass neue Mittel den bereits auf dem Markt befindlichen Alternativen unterlegen sind«, so Gundert-Remy. »Das Zulassungsverfahren erfordert ja nicht, dass direkte Vergleichsdaten zu einem Arzneimittel vorliegen.« Das wäre allerdings sinnvoll, denn über potentiell schädliche Wirkungen der neuen Mittel wissen Ärzte wie Pharmakologen weniger als über Risiken altbekannter Substanzen. Erfahrungen mit durchschnittlich nur 1700 Probanden standen zur Verfügung, als die neuen Medi-

kamente eingeführt wurden. Das ist zwar eine Menge, reicht aber bei weitem nicht aus, um schwerwiegende Probleme zuverlässig zu erkennen und die Menschen vor Gefahren durch neue Pharmaka zu schützen.
Eine massive Nebenwirkung, die nur bei jedem tausendsten Patienten auftritt, fällt bei 1700 Probanden statistisch nicht mal auf. Nehmen hingegen eine Million Patienten das Mittel, sind tausend Menschen davon betroffen. Aus diesem Grund betrafen nahezu alle Arzneimittelskandale Medikamente wie Lipobay und Vioxx, die teils schon jahrelang im Markt eingeführt waren. Die Autoren um Gundert-Remy fordern »formale Vorschriften und gesetzliche Regelungen, um die zum Zulassungszeitpunkt verfügbare Datenbasis zu verbessern«. Dann könnte endlich gelten, dass nur die Medikamente teuer sein dürfen, deren Zusatznutzen tatsächlich nachgewiesen worden ist.

## Die größte Gefahr für Patienten

In Franken wurde einem Patienten das falsche Bein amputiert, in Hessen einer Frau der gesunde statt des kranken Lungenflügels entfernt. Bis zu 200-mal im Jahr wird in Deutschland das falsche Organ operiert. Tausende Patienten kommen jährlich zu Schaden, weil Medikamente verwechselt oder falsch dosiert werden. In Deutschland ziehen sich mindestens 500000 Patienten jedes Jahr im Krankenhaus Infektionen zu. Das Aktionsbündnis Patientensicherheit und andere Initiativen haben erreicht, dass immer häufiger über Behandlungsfehler diskutiert wird. Mit einer einfachen Checkliste vor Operationen kann ein Drittel der Komplikationen vermieden werden. Trotz dieser Fortschritte schlagen Ärzte der Johns Hopkins University in Baltimore Alarm: Die größte Bedrohung für Patienten sei demnach nicht eine fehlerhafte Behandlung. Eine viel größere Gefahr für Patienten seien falsche Diagnosen, so die Mediziner.

Ärzte fordern daher neue Ansätze, um die Zahl übersehener, falscher oder verspäteter Diagnosen zu senken.[11] 40000 bis 80000 Menschen sterben demnach jedes Jahr in amerikanischen Kliniken aufgrund fehlerhafter Diagnosen. Etwa 14 Prozent der Nebenwirkungen in Kliniken gehen auf Irrtümer in der Diagnostik zurück – neun Prozent auf Medikationsfehler. »Es geht nicht darum, einzelne Ärzte zu bezichtigen«, sagt David Newman-Toker. »Das gesamte System muss optimiert werden und profitiert davon, wenn die diagnostische Genauigkeit verbessert wird.«

Ein Problem in Notaufnahmen bestehe beispielsweise darin, neu aufgetretene Kopfschmerzen richtig zu deuten. Da dieses Symptom zumeist harmlos ist, schätzen Ärzte das Risiko solcher Patienten oft als niedrig ein und behandeln sie später als die vermeintlich akuteren Notfälle. Ist jedoch eine Hirnblutung Ursache der Kopfschmerzen, kann die Verzögerung tödlich sein. Eine einfache Checkliste könnte helfen, bedrohliche von harmlosen Kopfschmerzen zu unterscheiden und damit auch die Zahl der jährlich mehr als 150000 Schlaganfälle in Deutschland zu verringern. Ähnliche Checklisten haben bereits dazu beigetragen, dass Blutvergiftungen im Krankenhaus seltener auftreten.

Neben Checklisten fordern die Autoren, dass sich Ärzte und Ausbilder stärker auf klassische Untersuchungsmethoden wie Tasten, Sehen, Abhorchen und Abklopfen besinnen. Zudem müssten fehleranfällige Handlungsketten in der Klinik überprüft werden. »Nicht immer bekommen die Patienten die Diagnostik, die sie brauchen«, sagt Newman-Toker. Dass Technik allein nicht weiterhilft, ist belegt. So wertete eine Studie vor Jahren Fehldiagnosen in der Zeit um 1959, 1969, 1979 und 1989 aus. In diesem Zeitraum hatten Ultraschall, CT und Kernspin Einzug in den medizinischen Alltag gehalten. Trotz des technischen Fortschritts ging die Zahl der Fehldiagnosen nicht zurück. Zwischen 1959 und 1989 lag der Anteil nicht oder falsch erkannter Leiden konstant bei etwa zehn Prozent.

## Alt, krank und falsch behandelt

Alte Menschen sind in den meisten Kliniken die größte Patientengruppe. Aus Sicht der Ärzte haben sie allerdings komplizierte Eigenschaften: Sie werden häufiger krank als junge, leiden oft an mehreren Gebrechen gleichzeitig, und sie erholen sich langsamer von einer Krankheit. Die Medizin hat sich aber bisher nur unzureichend auf diese Klientel eingestellt: Die Leitlinien und Therapieempfehlungen berücksichtigen kaum, dass alte Menschen anders leiden und anders krank sind als junge. Wie eine Untersuchung im Februar 2012 zeigte, verordnen viele Ärzte Pharmaka, die für Senioren ungeeignet sind.[12]

Etliche Medikamente helfen Erwachsenen im mittleren Alter, aber Menschen jenseits der 65 tun sie nicht gut. Häufig ist schlicht nicht erforscht, wie verschiedene Arzneimittel mit- und gegeneinander wirken, wenn sie kombiniert werden müssen. Denn alte Menschen haben eine eingeschränkte Nieren- und Leberfunktion und bauen die Pharmaka schlechter ab. Sammelt sich der Stoff im Körper, verstärken sich die Nebenwirkungen. Zudem sind Senioren anfälliger für Stoffe, die Verwirrung, Desorientierung und Schwindel auslösen. Dadurch steigt die Sturzgefahr mit der Gefahr eines Oberschenkelhalsbruchs, der viele alte Menschen wochenlang ans Bett fesselt und womöglich das Ende ihrer Mobilität bedeutet.

Erst seit wenigen Jahren haben sich Mediziner und Pharmakologen des Problems angenommen und die Priscus-Liste erstellt, die 2010 im »Deutschen Ärzteblatt« publiziert wurde.

Priscus ist der lateinische Begriff für »alt« und »ehrwürdig«. In der Liste sind 83 Arzneistoffe aufgeführt, die als unangemessen für ältere Patienten bewertet werden. 2012 haben Sozialmediziner der Universität Bremen die Daten von mehr als 800 000 Patienten aus dem Jahr 2007 analysiert. Die Kranken waren älter als 65 Jahre, und trotzdem wurde 25 Prozent von ihnen mindestens einmal jährlich ein Medikament verordnet, das dieser Altersgruppe nicht guttut. 8,8 Prozent der älteren Patienten erhielten sogar mindestens viermal pro Jahr potentiell schädliche Mittel verschrieben.
Ältere Frauen erhielten häufiger unpassende Medikamente als Männer. Besonders aus der Arzneigruppe der Schlaf- und Beruhigungsmittel, der Neuroleptika und der Medikamente gegen Herzschwäche wurden ungeeignete Pharmaka verordnet. So kann das oft Senioren verordnete Antidepressivum Amitriptylin bei diesen Patienten leicht zu Kreislaufschwäche und Herzrhythmusstörungen führen. Das ebenfalls häufig verschriebene Acetyldigoxin, ein Mittel gegen Rhythmusstörungen, wirkt im Alter toxischer. Die Beruhigungsmittel Tetrazepam und Oxazepam erhöhen die Sturzgefahr, verzögern die Reaktionsgeschwindigkeit und führen zu Verwirrung.
Dabei gibt es Abhilfe. Die Priscus-Liste führt für jedes der fragwürdigen Mittel alternative Behandlungen auf. Und wenn ein nicht so geeignetes Mittel trotzdem gegeben wird, informiert sie über hilfreiche Begleitmittel oder darüber, welche Laborkontrollen wichtig sind. »Unsere Priscus-Medikamentenempfehlungen sind als Hilfestellung und zur Unterstützung von Ärzten und Apothekern gedacht«, sagt Petra Thürmann, Klinische Pharmakologin am Klinikum Wuppertal. »Auch wenn die Liste nicht vollständig ist und eine auf den einzelnen Patienten bezogene Nutzen-Risiko-Abwägung nicht ersetzt, wollen wir damit auf die besonderen Probleme in der Arzneimitteltherapie älterer Menschen aufmerksam machen.«
Gerade ältere Menschen kapitulieren oft vor zu komplexen

Behandlungen. Jeder dritte Patient nimmt seine Medikamente nicht, ältere Menschen sind besonders skeptisch. Etwa ein Drittel der in Deutschland verschriebenen Medikamente werden nicht geschluckt. Manchen Studien zufolge erreichen sogar mehr als 40 Prozent der Arzneimittel nie ihr Ziel. Sie landen im Müll oder in der Toilette statt im Magen der Patienten. In einer Untersuchung gab die Mehrzahl von 464 älteren Menschen an, sieben Medikamente zu sechs verschiedenen Zeiten zu nehmen.[13] Aus Angst vor Wechselwirkungen der Mittel machten es sich die Teilnehmer unnötig schwer. »Man muss Patienten sagen, welche Mittel sie zusammen nehmen können«, sagt Studienleiter Michael Wolf. »Dann halten sie sich genauer an die Verordnung.« Etliche Patienten nahmen die Medikamente zu verschiedenen Zeiten ein, wenn die Hinweise zwar identisch waren, ein Mittel jedoch mit Flüssigkeit zum Essen genommen werden sollte.

Auch die Angst vor Nebenwirkungen nimmt im Alter offenbar zu. In einer Studie mit Senioren gab die Mehrzahl an, vorbeugende Herz-Kreislauf-Mittel nicht nehmen zu wollen, weil sie mit Nebenwirkungen einhergingen.[14] »Ärzte müssen den Nutzen einer Medikation stärker betonen und die Argumente dafür und dagegen mit den Patienten besser abwägen«, sagt die Altersmedizinerin Terri Fried. »Sonst überwiegt die Wahrnehmung der Nebenwirkungen und hält die Menschen von der Einnahme ab, sogar wenn es sich dabei nur um Übelkeit und Erschöpfung handeln sollte.«

»Die Leitlinien der verschiedenen Fächer sind von Expertengremien zur Behandlung einzelner Krankheiten erstellt worden«, sagt Altersmedizinerin Cynthia Boyd. »Den Ärzten, die es mit alten Menschen zu tun haben, die an mehreren Krankheiten leiden, ist damit aber nur wenig geholfen.« Das Problem ist allerdings methodischer Art, denn die gegenwärtige Medizin stützt sich auf klinische Studien, die sich nur bei Menschen mit nur einer Krankheit relativ einfach durchführen lassen. Forschung wird zudem meist an Patienten mittleren Alters betrieben, obwohl die Mehrheit der Patienten alt ist und an mehreren Gebrechen leidet. Deshalb gibt es für die Mehrzahl der Kranken, nämlich die Alten, die Kinder (und auch die Frauen), wenige gesicherte Forschungsergebnisse.

## Kittel des Schweigens

Patienten fühlen sich oft auf verlorenem Posten. Haben sie den Verdacht, Opfer eines Kunstfehlers zu sein, fällt der Beweis schwer. In der Medizin ist der offene Umgang mit Fehlern – anders als bei Piloten – häufig tabuisiert oder gilt als Schwäche. Zudem können sogar Sachverständige oft nicht unterscheiden, was Nebenwirkung, tragischer Verlauf ohne Fremdverschulden oder Behandlungsfehler ist.

»Es fehlt an einer bundeseinheitlichen Statistik, in der alle Behandlungsfehler gesammelt werden«, sagt Andreas Hoeft, Leiter des Instituts für Patientensicherheit der Uni Bonn. »Daten von Gutachterkommissionen oder Versicherern bilden nur einen Ausschnitt ab.« Aus großen Studien in anderen europäischen Ländern ist bekannt, dass zwei bis acht Prozent aller Krankenhauspatienten vermeidbare Komplikationen erleiden. »Solche Studien gibt es für Deutschland nicht«, beklagt Hoeft. Da Erhebungen mangelhaft sind, ist unklar, wie viele Menschen durch Ärztepfusch sterben. »Nach seriösen Schätzungen haben 0,1 Prozent aller Behandlungen im Krankenhaus den Tod zur Folge«, sagt Hardy Müller vom Aktionsbündnis Patientensicherheit. Demnach würden 17 500 Menschen jedes Jahr in einer deutschen Klinik durch Kunstfehler umkommen. Das ist aber bei weitem nicht die vollständige Schadensbilanz: Bis zu 40 000 Menschen sterben jedes Jahr in Deutschland durch Nebenwirkungen von Medikamenten. Zwischen 500 000 und einer Million Patienten infizieren sich jährlich

im Krankenhaus mit Keimen, Tausende sterben daran. Nach Expertenmeinung ließe sich die Hälfte der Kunstfehler und Komplikationen in der Klinik vermeiden.
Um Fehler zu verhindern, muss sich viel verbessern, auch die Kommunikation. »Der Patient weiß am meisten über sich und seine Krankheit«, sagt Hoeft. »Zudem kann die Standardisierung von Abläufen eine wichtige Hilfe sein.« Patientenschutzorganisationen haben Checklisten erstellt, damit Medikamente nicht verwechselt werden und bei Operationen an alles gedacht wird. »Das wirkt natürlich nur, wenn das Personal geschult wird«, so Hoeft. Das Schwarze-Peter-Prinzip hält Hardy Müller für kontraproduktiv: »Nur die Schuldigen zu suchen und zu feuern, bringt nichts. Wichtiger wäre es, Organisationsmängel zu erkennen, die Fehler wahrscheinlicher machen.«
Fühlen sich Patienten geschädigt, bleiben verschiedene Wege. »Wer einen Behandlungsfehler vermutet, sollte zuerst das Gespräch mit den Ärzten suchen«, rät Hoeft. »Funktioniert das nicht, gibt es Gutachterkommissionen und Schlichtungsstellen der Ärztekammern. Auch Krankenkassen bieten Hilfe an. Der direkte Weg zu Anwalt und Gericht ist selten zu empfehlen. Meist verschärft es die Situation und bringt Patienten in die schwierige Lage, Fehler nachweisen zu müssen.«
Dass die Gefahr für Patienten unterschätzt wird, zeigt die Antwort auf eine Aktuelle Anfrage der Grünen im Bundestag im Frühjahr 2012: Annette Widmann-Mauz (CDU), immerhin Parlamentarische Staatssekretärin im Gesundheitsministerium, führte darin Daten des Statistischen Bundesamtes auf, wonach im Jahr 2010 etwa 1700 Menschen im Krankenhaus an Behandlungsfehlern starben – und lag damit um den Faktor zehn unter den seit Jahren kursierenden seriösen Schätzungen. »Wir müssen ehrlich sein«, sagt Hardy Müller. »Patientenrechte erfordern Investitionen. Es kostet Geld, Zeit und Mühe, Patienten ordentlich zu informieren und Fehlern im Krankenhaus vorzubeugen.«

Wie viele Menschen in Deutschland tatsächlich im Krankenhaus zu Schaden kommen, ist aufgrund der schlechten Dokumentation ungewiss. Studien aus anderen Ländern zeigen, dass drei bis vier Prozent der Patienten in der Klinik betroffen sind. Bezogen auf 17 Millionen Behandlungen, die jährlich in deutschen Kliniken stattfinden, würde das horrende Zahlen ergeben: 500 000 Menschen erlitten jährlich Schäden durch die Medizin, 140 000 davon durch Behandlungsfehler.

Ähnlich ungenau sind Angaben zu Todesfällen. Für die USA war das Institute of Medicine 2000 zu dem Schluss gekommen, dass dort jährlich 44 000 bis 98 000 Menschen durch ärztliche Irrtümer ums Leben kommen. »Bei 234 Millionen chirurgischen Eingriffen weltweit sind wir es den Patienten schuldig, alles zu versuchen, um Komplikationen während und nach der Operation zu vermeiden«, sagt der kanadische Arzt Bryce Taylor. In reicheren Ländern kommt es bei drei bis 16 Prozent der Operationen zu größeren Zwischenfällen. Bleibende Schäden und Todesfälle kommen bei 0,4 bis 0,8 Prozent der Eingriffe vor. In ärmeren Nationen ist die Komplikationsrate höher. In Entwicklungsländern sterben fünf bis zehn Prozent der Menschen nach einer größeren Operation.

Inzwischen gibt es Checklisten für Operationen und die tägliche Hygiene. Darin steht beispielsweise, dass man sich vor einem Eingriff vergewissern sollte, den richtigen Patienten vor sich zu haben. Der Chirurg Patchen Dellinger von der Universität Washington, der daran beteiligt war, eine Checkliste der WHO auszuarbeiten, hat immer wieder die gleiche Reaktion von medizinischen Laien gehört. Sobald er über das Thema redete, war die erste ungläubige Rückfrage: »Soll das etwa heißen, dass ihr alle diese Dinge vorher nicht berücksichtigt habt?«

Medikamentenzwischenfälle sind viel schwerer aufzudecken als OP-Fehler. »Arzneimittel zu geben ist ein Hochrisikoprozess«, sagt Daniel Grandt von der Arzneimittelkommission der deutschen Ärzteschaft. Der Sachverständigenrat im Gesundheitswesen schätzt, dass 80 000 Patienten jährlich in Deutschland wegen Nebenwirkungen ins Krankenhaus müssen. 40 Prozent der Fälle wären vermeidbar. In den USA hat sich die Zahl schwerer Arzneimittelzwischenfälle seit 1998 bis 2005 von 35 000 auf 90 000 mehr als verdoppelt.[15] Todesfälle durch Medikamente haben sich von 5500 auf etwa 15 000 sogar nahezu verdreifacht. »Das derzeitige System schützt Patienten nicht genug«, sagt Thomas Moore vom Institute for Safe Medication Practices in Pennsylvania.

In Deutschland fehlt ein Register. »Es gibt keine belastbaren Daten, aber man kann Zahlen aus den USA oder Kanada übertragen«, sagt Grandt. »Die Dimension ist mit den 5000 jährlichen Todesfällen im Straßenverkehr vergleichbar – gegen diesen Missstand wird aber weitaus mehr getan.« Das Bundesinstitut für Arzneimittel und Medizinprodukte (BfArM) gibt 15 000 bis 17 000 unerwünschte Nebenwirkungen durch Medikamente jährlich an. Dazu zählen 1200 bis 1400 tödliche Komplikationen. »Das sind weder alle Nebenwirkungen noch Todesfälle«, sagt Ulrich Hagemann, der beim BfArM lange für die Überwachung von Arzneimitteln zuständig war. »Leider muss man vermuten, dass die Mehrzahl der Ärzte keine Nebenwirkungen meldet.«

Hygienemängel sind ein besonderes Alarmsignal. Verschmutztes OP-Besteck ist der offensichtlichste Warnhinweis dafür, dass in einer Klinik etwas nicht stimmt und dass Personalmangel und Einspardruck Patienten in Gefahr gebracht haben. »Das sind meist keine individuellen Fehler von Mitarbeitern«, sagt Matthias Schrappe, »das ist oft ein Führungsproblem, ein Managementproblem.« Früher war Schrappe Ärztlicher Direktor einer Klinik, dann leitete er das Institut für Patientensicherheit der Universität Bonn. Er hat beobachtet, wie sich viele Krankenhäuser verändert haben, wie alles wirtschaft-

licher werden muss und daher auch OP-Säle und die dazugehörige Sterilisation zentralisiert werden.
Es muss schneller gehen als früher, Eile und Arbeitsdichte haben zugenommen. Bisweilen arbeiten in den Sterilisationen nur angelernte Hilfskräfte, die »sehr spezielle Geräte« bedienen müssen, wie Schrappe es nennt. Natürlich müsse in großen Zentralsterilisationen, wo die Mitarbeiter eher anonym arbeiten und der Operateur nicht mehr nebenan steht, besonders gut kontrolliert werden. Tauchten erste Anzeichen für Probleme auf, müsse sofort gehandelt werden. »Die Ablagerungen sind ja nicht erst einen Tag da«, sagt Schrappe.
Die größte Gefahr im Krankenhaus sind allerdings nicht verschmutzte OP-Instrumente, sondern Keime. Ob sie in Schach gehalten werden oder Patienten gefährden, hängt davon ab, ob genügend Ärzte und Pflegekräfte auf den Stationen arbeiten und motiviert sind. Laut dem Report »Krank im Krankenhaus« der Allianz infiziert sich jeder zehnte Patient in Europa in der Klinik – drei Millionen Menschen. Häufig werden diese Infektionen von Erregern ausgelöst, die inzwischen mehrfach resistent gegen Antibiotika sind. Experten zufolge wäre mindestens ein Drittel dieser Infektionen vermeidbar, wenn Ärzte und Pfleger Hygienerichtlinien besser kennen oder anwenden würden. Das zeigt sich an unterschiedlichen Infektionsraten: Während in einigen deutschen Kliniken nur jeder hundertste Keim gegen die üblichen Antibiotika resistent ist, ist es in anderen jeder dritte.
»Es gibt Ärzte, die desinfizieren sich nicht mal vor einem Verbandswechsel die Hände«, sagt Schrappe. Was das bewirken kann, zeigt die Geschichte des Kindbettfiebers. Im 19. Jahrhundert starben in den Kliniken Europas Tausende Frauen daran. Am Allgemeinen Krankenhaus zu Wien machte in den 1840er Jahren Ignaz Philipp Semmelweis eine weitreichende Beobachtung: In einer Abteilung, in der Studenten Hand anlegten, kam es viel häufiger zu Infektionen. Die Studenten

kamen direkt aus dem Pathologiesaal vom Sezieren der Leichen. Ohne sich die Hände gewaschen zu haben, untersuchten sie die Frauen. Semmelweis ordnete Händewaschen mit Desinfektion an. Von Ärzten wurde er dafür massiv angefeindet. Doch innerhalb weniger Wochen sanken die Krankheits- und Todesfälle – um fast die Hälfte.

## Nutzlose Tests für Todkranke

Wenn das Haus brennt, kann man getrost darauf verzichten, noch die Fenster zu putzen. Diese Einsicht ist selbstverständlich, in der Medizin hat sie sich aber offenbar nicht überall durchgesetzt. Anders sind die Studienergebnisse amerikanische Krebsexperten kaum zu erklären. Sie berichten, dass bei einem erheblichen Anteil von Tumorpatienten im fortgeschrittenen Stadium Untersuchungen zur Früherkennung von Krebs stattfinden – auch wenn die Kranken im Durchschnitt nur noch zwei Jahre zu leben haben.[16]

»Patienten werden unnötigen Risiken durch anschließende Untersuchungen, Biopsien und den psychischen Stress ausgesetzt«, sagt Camelia Sima vom Memorial-Sloan-Kettering-Krebs-Zentrum in New York. Sie hatte mit ihrem Team 87 000 Patienten, die älter als 65 Jahre waren, in ihre Studie eingeschlossen. Obwohl die Kranken an ausgeprägtem Lungenkrebs, Dickdarmkrebs, Brustkrebs oder an Tumoren der Bauchspeicheldrüse oder von Magen oder Speiseröhre litten, nahmen sie an diversen Früherkennungsprogrammen teil. Definitionsgemäß sollen beim Screening beschwerdefreie Gesunde untersucht werden.

Neun Prozent der älteren Damen erhielten dennoch eine Screening-Mammographie der Brust. Ein Pap-Abstrich am Gebärmutterhals wurde bei 5,8 Prozent genommen. Bei 15 Prozent der Männer bestimmten Ärzte im Blut das PSA

zum Screening von Prostatakrebs. 1,7 Prozent der Patienten unterzogen sich trotz fortgeschrittenen Krebsleidens sogar einer Darmspiegelung zur Früherkennung. Hatten Patienten zuvor an Screening-Programmen teilgenommen, waren die Untersuchungen noch häufiger.
Die Autoren sind verärgert über die überflüssigen Untersuchungen und schaffen es kaum, dies in der nüchternen Fachsprache zu verbergen. Die Krebsexperten sprechen von »tief eingegrabenen Gewohnheiten« oder einer Screening-Routine »auf Autopilot«. Eine andere Erklärung wäre auch nicht schmeichelhaft für die Kommunikation der Ärzte: Demnach versäumen es viele Mediziner, ihren Patienten die schlechte Prognose ihres Krebsleidens mitzuteilen, und führen deshalb unnötige Früherkennungstests weiter fort, obwohl sie den Patienten keinerlei Nutzen mehr bringen können.

## Grüne Giraffen und andere Beweise

Es ist schwer, Absurdes gänzlich auszuschließen. Sollte es tatsächlich keine Rolle mehr spielen, ob ein Arzneimittel etwas nutzt? Die Folge wäre: Patienten droht ein Desaster. Arzneimittel sind nicht mehr sicher. Die Gesundheit von Millionen Menschen wird für Wirtschaftsinteressen geopfert. Alles Verschwörungstheorie? Mitnichten. Ärzte, Patienten und Arzneimittelexperten waren empört, als sie 2010 von den »Änderungsanträgen zum Gesetzentwurf zur Neuordnung des Arzneimittelmarktes« hörten, die FDP und CDU/CSU auf den Weg gebracht haben. Schon 2011 wurde das neue Gesetz gültig.
Vordergründig klang der Plan des damaligen Gesundheitsministers Philipp Rösler ja gut. »Wir entlasten Ärzte von bürokratischen Regelungen, wir schaffen Transparenz für die Versicherten, und wir sorgen für einen fairen Wettbewerb«,

kündigte der FDP-Politiker 2010 an. Aber wie kann es trotz so hehrer Absichten sein, dass sogar Selbsthilfeorganisationen behaupten, das neue Arzneimittelgesetz »gefährde die Patientensicherheit«?

Besonders kritisiert wird die Änderung, wonach der Nutzen von Medikamenten gegen seltene Leiden nicht mehr bewiesen werden muss. Ihr Zusatznutzen sei »durch die Zulassung belegt«, heißt es in der Novelle. Für die Zulassung muss aber nur die Wirkung nachgewiesen werden, nicht der Nutzen. Das ist ein großer Unterschied, wie etliche Arzneiskandale zeigen. Die Logik des neuen Arzneimittelgesetzes ist bestechend: Ist ein Medikament zugelassen, nutzt es. Und es nutzt, weil es zugelassen ist.

Doch so einfach ist es nicht. Wirkung zeigten sie ja, die Medikamente gegen Herzrhythmusstörungen, die 1979 auf den Markt kamen – nur eben nicht die erwünschte. Kranke litten zwar seltener an Herzstolpern, und ihr EKG normalisierte sich. Doch unabhängige Studien zeigten, dass Zehntausende Menschen an den neuen Arzneien starben. Mehr tote Amerikaner als im Vietnamkrieg, vermutete ein Autor aus den USA, habe dieser kaum beachtete Medizinskandal gefordert.

Senkt ein Insulin den Blutzucker, wirkt es zwar – ob dadurch jedoch Spätfolgen des Diabetes verzögert werden und Menschen länger leben, belegen erst Nutzenbewertungen, wie sie seit 2004 das Institut für Qualität und Wirtschaftlichkeit im Gesundheitswesen (IQWiG) vornimmt, das allerdings mit den Prüfungen überhaupt nicht nachkommt.

Wie wichtig die Arbeit des Instituts ist, um Täuschungsversuche der Pharmafirmen zu entlarven, zeigte sich im Herbst 2010. Experten des IQWiG waren seinerzeit zu dem Schluss gekommen, dass der Wirkstoff Reboxetin nicht besser gegen Depressionen hilft als Scheinmedikamente. Allerdings litten Patienten unter Nebenwirkungen der »ineffektiven und potentiell schädlichen« Arznei. Das Problem: Reboxetin wurde zwar schon 1997 zugelassen. Hersteller Pfizer gab aber nur einen Bruchteil der vorhandenen Daten zur unabhängigen Analyse heraus. Auf öffentlichen Druck hin kooperierte der Pharmakonzern dann Jahre später doch. Die bisher verschwiegenen Daten erhärteten die negative Bewertung des Antidepressivums. Reboxetin wurde für die Zulassung vor 1997 getestet. Diese Studien könnten nach der Gesetzesreform weiter unter Verschluss gehalten werden.

»Man hat den Eindruck, dass die Lobbyverbände viel erreicht haben«, sagt Wolf-Dieter Ludwig. Viele der angeblich seltenen Leiden, deren Therapie von der Nutzenbewertung ausgenommen werden soll, sind Krebserkrankungen und alles andere als selten. Die Mittel sind es erst recht nicht, oft werden sie auch gegen andere Leiden eingesetzt.

Fast alle neuen Krebsmittel bekommen neuerdings den Status »Gegen seltene Leiden«. Der Vorstoß, mit diesem Trick teure Mittel zu bevorzugen, sei wirtschaftspolitisch, aber nicht medizinisch motiviert, monieren Kritiker. »Für die Zulassung sind viele Substanzen schlecht geprüft, so dass von Nutzen oft keine Rede sein kann«, sagt Ludwig. Für ein neues Krebsmittel befand die Europäische Arzneimittelbehörde 2009 beispielsweise, dass es für Patienten keinen Vorteil hätte.

Rainer Hess warnt davor, die wissenschaftlich fundierten Kriterien aufzuweichen, mit denen der Nutzen von Arzneimitteln geprüft wird. Hess war lange Vorsitzender des Gemeinsamen Bundesausschusses, der Fachgutachten – etwa des IQWiG – für die Entscheidung zu Rate zieht, welche Mittel die Kassen erstatten. »Die Nutzenbewertung durch Rechtsverordnungen des Ministeriums führt weder zur Schnelligkeit noch zur Rechtsklarheit«, sagt Hess. Absurderweise will das Ministerium künftig bewerten, ob Pillen etwas nutzen – und damit das IQWiG entmachten, das dafür die Unzweckmäßigkeit eines Mittels beweisen darf. Wie soll das gehen, die Unzweckmäßigkeit zu beweisen? Es ist erkenntnistheoretisch schlicht unmöglich, die Nichtexistenz nachzuweisen. Wer kann schon sicher sagen, dass es keine grünen Giraffen gibt?

»Nur wenn der Nutzen – und der mögliche Schaden – bekannt sind, können Patienten und Ärzte die bestmögliche Therapie auswählen«, sagt Jürgen Windeler, seit September 2010 als Nachfolger von Peter Sawicki Chef des IQWiG. »Geld, das für unnütze Medikamente ausgegeben wird, fehlt an anderer Stelle für sinnvolle Therapien.«

Als Taschenspielertrick bezeichnen Kritiker auch den Vorstoß, teure Mittel zu bevorzugen. Ihr Zusatznutzen sei schon »durch die Zulassung belegt«, heißt es im Entwurf für Medikamente gegen seltene Leiden. »Das geht an der Realität vorbei«, sagt Ludwig. »Für die Zulassung sind viele Substanzen schlecht geprüft, so dass von einem Nutzen oft nicht die Rede sein kann.«

Beispiel Nierenkrebs: Seit 2006 wurden sechs Wirkstoffe zugelassen, ohne dass ihr Nutzen bewiesen war – drei davon mit dem Etikett »zur Behandlung seltener Leiden«. Über eines urteilte die Europäische Arzneimittelbehörde 2009, dass es »wohl klinisch nicht relevant« sei, da Patienten keinen Vorteil hätten. »Deutlicher kann man kaum sagen, dass ein Mittel nichts taugt«, sagt Ludwig.

Der Entwurf sieht zudem vor, dass auf Nutzennachweise auch verzichtet werden kann, wenn die Belastung für die Krankenkassen nicht hoch ausfällt. »Der Preis kann doch kein Maßstab sein, ob Vor- und Nachteile für Patienten kritisch geprüft werden«, sagt Gerd Antes.

Der neue Entwurf sieht auch eine Beweislastumkehr vor. Bisher mussten Hersteller belegen, dass ihre Mittel nötig und überlegen sind. Jetzt sollen Prüfstellen wie das Institut für Qualität und Wirtschaftlichkeit im Gesundheitswesen (IQWiG) die »Unzweckmäßigkeit« beweisen. Das schwächt die unabhängige Nutzenbewertung zusätzlich. »Patienten müssen wissen, ob die Mittel, die sie nehmen, etwas nutzen«, sagt Klaus Koch vom IQWiG. Michael Clarke vom britischen Cochrane-Zentrum in Oxford sieht die Folgen einer Gesetzesänderung drastischer: »Das wäre ein Desaster und würde Menschen umbringen.«

# Was tun? Aufruf für eine bessere Medizin

Wer die medizinischen wie politischen Zusammenhänge sieht und erkennt, die in diesem Buch beschrieben werden, müsste eigentlich laut aufschreien und sich lange vor Schmerzen winden – oder endlich aktiv werden. Denn viele der Probleme, die hier beschrieben werden, könnten gelöst werden. Wenn man nur wollte – und es genügend Mitstreiter gäbe. Es gibt verschiedene Möglichkeiten, aktiv zu werden:

- Vertiefen Sie sich in die Fachliteratur, die hier angegeben ist! Was ich schreibe, habe ich mit hochrangigen Analysen und Artikeln von Experten belegt. Dort finden Sie noch viel mehr Details zum Zustand der Medizin. Aber Vorsicht: Manchmal verschlimmert sich der Eindruck noch, wenn die Hindernisse für eine bessere Medizin in nüchterner Fachsprache schonungslos analysiert werden.
- In diesem Buch sind viele Ärzte, Forscher und andere Experten genannt, die bereits etwas dafür tun, dass die Medizin besser wird. Nehmen Sie Kontakt zu diesen Leute auf, oder unterstützen Sie ihre Arbeit, wenn Sie etwas verändern wollen.
- Finden Sie Gleichgesinnte. Bei jeder öffentlichen Veranstaltung sprechen mich Ärzte, Pflegekräfte und Patienten an, die sich fragen, wo sie mit anderen Menschen aus ihrer Berufssparte aktiv werden könnten. Es sind mehr, als Sie denken!
- Sie können demonstrieren, politisch aktiv werden oder sich als Ärzte in Ihren Fachverbänden und im Kollegenkreis da-

für einsetzen, dass die Medizin sinnvoller, effektiver und vernünftiger – und dabei kostengünstiger – wird.

Es gibt viele Bereiche in Medizin und Gesundheitswesen, die dringend einer Veränderung bedürfen und für die es sich als Arzt wie Patient zu kämpfen lohnt. Sofort wie auch langfristig. Schauen Sie, ob etwas dabei ist, das Sie besonders stört und wo Sie Ihr Engagement als besonders hilfreich empfinden würden:

- Ärzte müssten sich stärker für eine standespolitische Stärkung der Psychosomatik einsetzen und, wenn das nicht gleich gelingt, auf jeden Fall das psychosomatische Denken in jeder Fachdisziplin verankern. Fast die Hälfte aller Patienten kommt schließlich mit psychosomatisch überlagerten Symptomen in die Praxis. Im Mittel dauert es sechs Jahre, bis ein Arzt erkennt, was diesen Patienten tatsächlich fehlt. Patienten müssen ihren Ärzten allerdings auch sagen, wenn die Seele drückt und in Beruf, Beziehung oder anderen Lebenszusammenhängen die Probleme so groß sind, dass sie körperliche Beschwerden verursachen.
- Ärzte sollten sich nicht hinter Technik verstecken, sondern das Humanum in der Medizin erkennen. Der Mensch ist keine Maschine – er schreibt bewusst oder unbewusst jeder medizinischen Behandlung eine Bedeutung zu, die mit darüber entscheidet, wie stark die Therapie wirkt. Eine Medizin, die sich daran ausrichtet, wird jedoch politisch weder gefördert noch anständig honoriert – ein Skandal, gegen den Ärzte wie Patienten vorgehen sollten.
- Ärzte müssten ehrlich zu Patienten sein und ihnen nicht bei einer neuen Krebstherapie, die statistisch nur eine Lebensverlängerung von fünf Wochen – und das womöglich unter stärksten Nebenwirkungen – bringt, größte Hoffnungen machen. Wichtiger ist es zu erkennen, was die Patienten in

dieser schwierigen Phase wirklich wollen, statt den Übertreibungen der Pharmaindustrie auf den Leim zu gehen.

- Ärzte müssten besser und vor allem leistungsabhängiger bezahlt werden. Wer sich umfassend und intensiv um seine Patienten kümmert, muss mehr verdienen als jemand, der Fließbandmedizin betreibt und bei dem Patienten nach dem Besuch mehr Fragen haben als vorher.
- Patienten brauchen mehr Transparenz: Jeder Patient sollte problemlos eine Rechnung über die Leistungen bekommen, die bei ihm abgerechnet wurden. Zudem kann es nicht angehen, dass im Krankenhaus weiterhin alles bezahlt wird, solange ein Schaden nicht erwiesen ist, während ein Nutzen nicht belegt sein muss. Dieser Unterschied zur Praxis, wo nur erstattet wird, wenn ein Nutzen bewiesen wurde, ist absurd.
- Den häufigsten medizinischen Kontakt haben die meisten Menschen mit dem Hausarzt. Im Studium kommt die hausärztliche Ausbildung jedoch viel zu kurz und führt ein groteskes Schattendasein. Deshalb muss im Studium wie auch im Gesundheitswesen die Rolle des Hausarztes gestärkt werden.
- Die Medizin braucht mehr und bessere Wissenschaft – Evidenz statt Eminenz. Es kann nicht sein, dass ein paar Chefärzte im Seniorenalter Leitlinien und Empfehlungen nach Gutdünken beschließen, während die wissenschaftliche Beweislage längst anders aussieht. Es kann erst recht nicht sein, dass stichhaltige Argumente für oder wider eine Therapie ignoriert werden, weil ökonomische Interessen dagegenstehen.
- Her mit der Positivliste! Statt 60 000 Medikamenten reichen 1500 für Krankenhaus und Praxis. Die sind notwendig, hilfreich und sicher.
- Wir brauchen bessere und dafür weniger Krankenkassen. Viele Kassen sind zu aufgeblähten Bürokratien angewach-

sen und buhlen um Patienten, indem sie populäre, aber nutzlose Therapien erstatten. So etwas braucht niemand, und auf diese Weise darf das als gesetzlicher Zwangsbeitrag von den Patienten erhobene Geld auch nicht weiter verschwendet werden.

- Reformiert das Medizinstudium: Künftige Ärzte müssen besser lernen, wie sie mit Patienten sprechen und wie später der Alltag in der Praxis aussehen könnte. Was gute Medizin ist und wie wissenschaftlich untermauerte Therapieentscheidungen getroffen werden, lernen sie zu wenig. Warum nicht ein Philosophikum statt ein Physikum? Gar nicht vorbereitet werden sie auf die ökonomischen Aspekte der Medizin oder gar die betriebswirtschaftliche Gestaltung einer Praxis.
- Mit überflüssiger Medizin muss endlich Schluss sein! In vielen Fachzeitschriften wurden unter dem Titel »Less is more« längst Vorschläge gemacht, wie Patienten besser und zugleich schonender behandelt werden.
- Die weitere Industrialisierung der Medizin muss gestoppt werden. Sonst droht das Ende von Fürsorge und Barmherzigkeit.
- Es kann nicht sein, dass inzwischen 18 Prozent der deutschen Krankenhausbetten privatisiert worden sind. Damit wird die medizinische Versorgung zum Spielball von Aktionärsinteressen.
- Schafft die Private Krankenversicherung ab! Es kann nicht sein, dass sich zehn Prozent der Einkommensstärksten aus dem Solidarsystem verabschieden.

Wenn sich diese Punkte nicht durchsetzen lassen, hat das auch den Grund, dass viele schon lang gehegte Lobbyinteressen dagegenstehen. Sie werden vom Gesundheitsministerium bestens bedient, das längst als eine Art Unterabteilung des Wirtschaftsministeriums fungiert. Deshalb wäre zu fordern:

- Weg mit dem Gesundheitsministerium, solange es nicht die Gesundheit der Menschen, sondern die Gesundung der Medizinindustrie im Sinn hat.

Von Rudolf Virchow stammt der Satz: »Die Medizin ist eine soziale Wissenschaft, und die Politik ist nichts weiter als Medizin im Großen.« Virchow war nicht nur ein großer und bedeutender Forscher und Arzt, er gehörte auch 40 Jahre lang (1862–1902) als Politiker dem Preußischen Abgeordnetenhaus und 13 Jahre dem Reichstag an. Er setzte sich für die medizinische Grundversorgung der Bevölkerung ein, auf ihn ging wesentlich die Berliner Kanalisation zurück. Er thematisierte immer wieder »die soziale Frage«.

Wer sollte die gegenwärtigen sozialen Fragen und die drängenden medizinischen Probleme am besten erkennen, wenn nicht die Ärzte und Patienten? Ärzte erleben mit ihren Patienten die Probleme hautnah mit – ebenso wie die Begrenzungen einer immer noch nach Subdisziplinen streng gegliederten Medizin.

Doch wo ist der Arzt, der öffentlich die Stimme erhebt? Der den Streit um den Lehrstuhl, die nächste Neubesetzung oder den Zwist mit dem Kollegen vergisst und sich zu Wort meldet und etwas sagt zu den Fehlentwicklungen in der Medizin. Wo sind diese Leute? Wo ist der Virchow aus der heutigen Medizin, der sich das traut? Ich kenne kaum einen – und ich interessiere mich für die Medizin, sehr sogar!

Doch in welcher Zeitung, in welchem populären Magazin sind Ärzte zu lesen, in welcher Fernsehsendung zu sehen und zu hören? Ich höre, sehe und lese zu diesen öffentlich-relevanten Fragen kaum etwas von Medizinern abseits der üblichen Standes- und Klientelpolitik – aber vielleicht habe ich es bisher auch nur übersehen.

Wenn nicht – vielleicht haben Ärzte oder Patienten und solche, die es nicht werden wollen, in diesem Buch ein paar

Anregungen gefunden, damit sie demnächst ihre Stimme hörbarer erheben und zu Verbesserungen im Gesundheitswesen beitragen. Ich würde mich freuen, und wir alle könnten es gut gebrauchen.

Haben Sie Anregungen für eine bessere Medizin? Dann melden Sie sich bitte unter:

www.werner-bartens.de

# Literaturverzeichnis

In diesem Verzeichnis sind Fachartikel und Bücher in alphabetischer Reihenfolge angegeben, aus denen ich zitiert habe oder in denen sich interessante Forschungsergebnisse finden. Zudem habe ich weitere hilfreiche Literaturhinweise und Leseempfehlungen aufgeführt. Die große Mehrzahl der guten medizinischen Untersuchungen wird leider nicht auf Deutsch, sondern in englischsprachigen Zeitschriften veröffentlicht. Viele dieser Fachartikel sind frei zugänglich. Zu finden sind die Texte zumeist in der National Library of Medicine der USA, die mehr als 20 Millionen medizinische Fachartikel bereithält. Von den meisten ist eine kurze Zusammenfassung kostenlos online erhältlich, bei etlichen kann sogar der gesamte Artikel unentgeltlich aufgerufen werden.

Ein Wort zu der angegebenen Fachliteratur. Es gibt mittlerweile mehr als 20 000 Fachzeitschriften weltweit, in denen medizinische Artikel publiziert werden können. Der Großteil von ihnen ist das Papier nicht wert, auf dem sie gedruckt werden, weil die Fachbeiträge von zu schlechter Qualität sind. Ich habe im Folgenden Artikel aus besonders hochwertigen Zeitschriften angegeben. Das New England Journal of Medicine, Lancet, JAMA, BMJ und die Annals of Internal Medicine sind die fünf weltweit führenden medizinischen Fachjournale. Die Cochrane-Datenbank ist die zuverlässigste Quelle für Überblicksarbeiten und systematische Meta-Analysen. Nature, Science und PNAS gelten als die besten Zeitschriften zu allgemeinen Wissenschaftsthemen. Zudem sind hier immer wieder führende Fachzeitschriften der medizinischen Subdisziplinen aufgeführt.

Die Abkürzung der Literaturhinweise folgt den international üblichen Standards. Die Angabe »Zweifel V, Skepsis M, Zuversicht K: How medicine can make you sick. N Engl J Med.

2012;398:147« bedeutet beispielsweise, dass ein (fiktiver) Artikel der Forscher Zweifel, Skepsis und Zuversicht in einer der weltweit angesehensten Fachzeitschriften für Ärzte erschienen ist, dem New England Journal of Medicine. Er findet sich dort im Jahr 2012, im Band 398 der Zeitschrift und beginnt auf Seite 147.

Amann U, Schmedt N, Garbe E: Prescribing of potentially inappropriate medications for the elderly: an analysis based on the PRISCUS list. Deutsches Ärzteblatt Int 2012;109:69

ANZIC Influenza Investigators, Webb SA, Pettilä V, Seppelt I, Bellomo R, Bailey M, Cooper DJ, Cretikos M, Davies AR, Finfer S, Harrigan PW, Hart GK, Howe B, Iredell JR, McArthur C, Mitchell I, Morrison S, Nichol AD, Paterson DL, Peake S, Richards B, Stephens D, Turner A, Yung M: Critical care services and 2009 H1N1 influenza in Australia and New Zealand. N Engl J Med 2009;361:1925

Autier P, Boniol M, Gavin A, Vatten LJ: Breast cancer mortality in neighbouring European countries with different levels of screening but similar access to treatment: trend analysis of WHO mortality database. BMJ 2011;343:d4411

Bartens W: Hormonstreit um die Wechseljahre. Deutsche Gynäkologen ignorieren brisante Daten. Die Zeit 18. Juli 2002

Bartens W: Vorsicht Vorsorge. Wenn Prävention nutzlos oder gefährlich wird. Frankfurt 2008

Bartens W: Körperglück. Wie gute Gefühle gesund machen. München 2010

Bartens W: Glücksmedizin. Was wirklich wirkt. München 2011

Bastian H, Glasziou P, Chalmers I: Seventy-five trials and eleven systematic reviews a day: how will we ever keep up? PLoS Med 2010;7:e1000326

Beral V; Million Women Study Collaborators: Breast cancer and hormone-replacement therapy in the Million Women Study. Lancet 2003;362:419

Bjelakovic G, Nikolova D, Gluud LL, Simonetti RG, Gluud C: Mortality in randomized trials of antioxidant supplements for primary and secondary prevention: systematic review and meta-analysis. JAMA 2007;297:842

Bjelakovic G, Nikolova D, Gluud LL, Simonetti RG, Gluud C: Antioxidant supplements for prevention of mortality in healthy participants and patients with various diseases. Cochrane Database Syst Rev 2008 Apr 16;(2):CD007 176

Boden WE: Mounting Evidence for Lack of PCI Benefit in Stable Ischemic Heart Disease: What More Will It Take to Turn the Tide of Treatment? Arch Intern Med 2012;172:319

Boyd CM, Darer J, Boult C, Fried LP, Boult L, Wu AW: Clinical practice guidelines and quality of care for older patients with multiple comorbid diseases: implications for pay for performance. JAMA 2005; 294:716

Bröckling U: Das unternehmerische Selbst. Soziologie einer Subjektivierungsform. Frankfurt 2007

Browman G, Hébert PC, Coutts J, Stanbrook MB, Flegel K, MacDonald NE: Personalized medicine: a windfall for science, but what about patients? CMAJ 2011;183:E1277

Brown BG, Taylor AJ: Does ENHANCE diminish confidence in lowering LDL or in ezetimibe? N Engl J Med 2008;358:1504

Bruckenberger E: Herzbericht 2010

Buchbinder R, Osborne RH, Ebeling PR, Wark JD, Mitchell P, Wriedt C, Graves S, Staples MP, Murphy B: A randomized trial of vertebroplasty for painful osteoporotic vertebral fractures. N Engl J Med 2009;361:557

Cannon CP: Can the polypill save the world from heart disease? Lancet 2009;373:1313

Carr AJ, Robertsson O, Graves S, Price AJ, Arden NK, Judge A, Beard DJ: Knee replacement. Lancet 2012;379:1331

Chou R, Fu R, Carrino JA, Deyo RA: Imaging strategies for low-back pain: systematic review and meta-analysis. Lancet 2009;373:463

Cohen D: How safe are metal-on-metal hip implants? BMJ 2012; 344:e1410

De P, Neutel CI, Olivotto I, Morrison H: Breast cancer incidence and hormone replacement therapy in Canada. J Natl Cancer Inst 2010; 102:1489

de Lorgeril M, Salen P, Abramson J, Dodin S, Hamazaki T, Kostucki W, Okuyama H, Pavy B, Rabaeus M: Cholesterol lowering, cardiovascular diseases, and the rosuvastatin-JUPITER controversy: a critical reappraisal. Arch Intern Med 2010;170:1032

Dörner K: Gesundheitssystem: In der Fortschrittsfalle. Deutsches Ärzteblatt 2002;99:A2462

Domenighetti G, Luraschi P, Casabianca A, Gutzwiller F, Spinelli A, Pedrinis E, Repetto F: Effect of information campaign by the mass media on hysterectomy rates. Lancet 1988;2:1470

Domenighetti G, Casabianca A: Rate of hysterectomy is lower among female doctors and lawyers' wives. BMJ 1997;314:1417

Doshi P, Jefferson T, Del Mar C: The Imperative to Share Clinical Study Reports: Recommendations from the Tamiflu Experience. PLoS Med 2012;9:e1001201.

Doshi P, Jones M, Jefferson T: Rethinking credible evidence synthesis. BMJ 2012;344:d7898

Drazen JM, Jarcho JA, Morrissey S, Curfman GD: Cholesterol lowering and ezetimibe. N Engl J Med 2008;358:1507

Eichler H-G, Abadie E, Breckenridge A, Leufkens H, Rasi G: Open Clinical Trial Data for All? A View from Regulators. PLoS Med 2012; 9:e1001202

Ellis SG: Refining the art and science of coronary stenting. N Engl J Med 2009;360:292

Eyding D, Lelgemann M, Grouven U, Härter M, Kromp M, Kaiser T, Kerekes MF, Gerken M, Wieseler B: Reboxetine for acute treatment of major depression: systematic review and meta-analysis of published and unpublished placebo and selective serotonin reuptake inhibitor controlled trials. BMJ 2010;341:c4737

Flegal KM, Carroll MD, Ogden CL, Curtin LR: Prevalence and trends in obesity among US adults, 1999–2008. JAMA 2010;303:235

Flintrop J: Boni für Chefärzte: Bedenkliche Anreize – Immer mehr Chefarztverträge enthalten Zielvereinbarungen. Dabei werden vorrangig finanzielle Ziele festgelegt. Deutsches Ärzteblatt 2012;109: A298

Fojo T, Grady C: How much is life worth: cetuximab, non-small cell lung cancer, and the $ 440 billion question. J Natl Cancer Inst 2009; 101:1044

Fried TR, Tinetti ME, Towle V, O'Leary JR, Iannone L: Effects of benefits and harms on older persons' willingness to take medication for primary cardiovascular prevention. Arch Intern Med 2011;171:923

Garbutt JM, Banister C, Spitznagel E, Piccirillo JF: Amoxicillin for acute rhinosinusitis: a randomized controlled trial. JAMA 2012; 307:685

Gigerenzer G, Mata J, Frank R: Public knowledge of benefits of breast and prostate cancer screening in Europe. J Natl Cancer Inst 2009;101:1216

Gigerenzer G: Collective statistical illiteracy: a cross-cultural comparison with probabilistic national samples: comment on »Statistical numeracy for health«. Arch Intern Med 2010;170:468

Gøtzsche PC: Mammography Screening. Truth, lies and controversy. London 2012

Good Stewardship Working Group: The »top 5« lists in primary care: meeting the responsibility of professionalism. Arch Intern Med 2011; 171:1385

Hart B, Lundh A, Bero L: Effect of reporting bias on meta-analyses of drug trials: reanalysis of meta-analyses. BMJ 2012;344:d7202

Hartzband P, Groopman J: Money and the changing culture of medicine. N Engl J Med 2009;360:101

Hartzband P, Groopman J: The new language of medicine. N Engl J Med 2011;365:1372

Healy D: The latest mania: selling bipolar disorder. PLoS Med 2006; 3:e185

Heneghan C, Langton D, Thompson M: Ongoing problems with metal-on-metal hip implants. BMJ 2012;344:e1349

Hibbeler B, Krüger-Brand HE: Medizinprodukte: Kein Systemwechsel in Sicht. Deutsches Ärzteblatt 2012;109:A-690

Horwitz AV, Wakefield JC: The Loss of Sadness: How Psychiatry Transformed Normal Sorrow Into Depressive Disorder. Oxford 2007

Howard BV, Roman MJ, Devereux RB, Fleg JL, Galloway JM, Henderson JA, Howard WJ, Lee ET, Mete M, Poolaw B, Ratner RE, Russell M, Silverman A, Stylianou M, Umans JG, Wang W, Weir MR, Weissman NJ, Wilson C, Yeh F, Zhu J: Effect of lower targets for blood pressure and LDL cholesterol on atherosclerosis in diabetes: the SANDS randomized trial. JAMA 2008;299:1678

Indian Polycap Study (TIPS), Yusuf S, Pais P, Afzal R, Xavier D, Teo K, Eikelboom J, Sigamani A, Mohan V, Gupta R, Thomas N: Effects of a polypill (Polycap) on risk factors in middle-aged individuals without cardiovascular disease (TIPS): a phase II, double-blind, randomised trial. Lancet 2009;373:1341

Ioannidis JP, Panagiotou OA: Comparison of effect sizes associated with biomarkers reported in highly cited individual articles and in subsequent meta-analyses. JAMA 2011;305:2200

Ismail-Beigi F, Craven T, Banerji MA, Basile J, Calles J, Cohen RM, Cuddihy R, Cushman WC, Genuth S, Grimm RH Jr, Hamilton BP, Hoogwerf B, Hramiak I, Karl D, Katz L, Krikorian A, O'Connor P, Pop-Busui R, Schubart U, Simmons D, Taylor H, Thomas A, Weiss D; ACCORD trial group: Effect of intensive treatment of hyperglycaemia on microvascular outcomes in type 2 diabetes: an analysis of the ACCORD randomised trial. Lancet 2010;376:419

Jefferson T, Jones MA, Doshi P, Del Mar CB, Heneghan CJ, Hama R, Thompson MJ: Neuraminidase inhibitors for preventing and treating influenza in healthy adults and children. Cochrane Database Syst Rev 2012:CD008965.

Kaiser L, Wat C, Mills T, Mahoney P, Ward P, Hayden F: Impact of oseltamivir treatment on influenza-related lower respiratory tract complications and hospitalizations. Arch Intern Med 2003;163:1667

Kaitin KI, DiMasi JA: Pharmaceutical innovation in the 21st century: new drug approvals in the first decade, 2000–2009. Clin Pharmacol Ther 2011;89:183

Karbach U, Schubert I, Hagemeister J, Ernstmann N, Pfaff H, Höpp

HW: Physicians' knowledge of and compliance with guidelines: an exploratory study in cardiovascular diseases. Deutsches Ärzteblatt Int 2011; 108:61

Kastelein JJ, Akdim F, Stroes ES, Zwinderman AH, Bots ML, Stalenhoef AF, Visseren FL, Sijbrands EJ, Trip MD, Stein EA, Gaudet D, Duivenvoorden R, Veltri EP, Marais AD, de Groot E; ENHANCE Investigators: Simvastatin with or without ezetimibe in familial hypercholesterolemia. N Engl J Med 2008;358:1431

Khan MH, Victor F, Rao B, Sadick NS: Treatment of cellulite: Part II. Advances and controversies. J Am Acad Dermatol 2010;62:373

Kirch W, Schafii C: Misdiagnosis at a university hospital in 4 medical eras. Medicine 1996;75:29

Klein EA, Thompson IM Jr, Tangen CM, Crowley JJ, Lucia MS, Goodman PJ, Minasian LM, Ford LG, Parnes HL, Gaziano JM, Karp DD, Lieber MM, Walther PJ, Klotz L, Parsons JK, Chin JL, Darke AK, Lippman SM, Goodman GE, Meyskens FL Jr, Baker LH: Vitamin E and the risk of prostate cancer: the Selenium and Vitamin E Cancer Prevention Trial (SELECT). JAMA 2011;306:1549

Kochen MM, Blozik E, Scherer M, Chenot JF: Imaging for low-back pain. Lancet 2009;373:436

Koppelin F, Müller R, Keil A, Hauffe U (Hrsg.): Die Kontroverse um die Brustkrebs-Früherkennung. Bern, Göttingen, Toronto, Seattle 2001

Korenstein D, Falk R, Howell EA, Bishop T, Keyhani S: Overuse of health care services in the United States: an understudied problem. Arch Intern Med 2012;172:171

Laumann EO, Paik A, Rosen RC: Sexual dysfunction in the United States: prevalence and predictors. JAMA 1999;281:537

Lawder R, Harding O, Stockton D, Fischbacher C, Brewster DH, Chalmers J, Finlayson A, Conway DI: Is the Scottish population living dangerously? Prevalence of multiple risk factors: the Scottish Health Survey 2003. BMC Public Health 2010;10:330

Lehman R, Loder E: Missing clinical trial data. BMJ 2012;344:d8158

Lemmer B: The sleep-wake cycle and sleeping pills. Physiol Behav 2007;90:285

Mashta O: Officials watch events in southern hemisphere as swine flu rates in UK slow down. BMJ 2009;339:b3263

Moore TJ, Cohen MR, Furberg CD: Serious adverse drug events reported to the Food and Drug Administration, 1998–2005. Arch Intern Med 2007;167:1752

Moseley JB, O'Malley K, Petersen NJ, Menke TJ, Brody BA, Kuykendall DH, Hollingsworth JC, Ashton CM, Wray NP: A controlled trial of arthroscopic surgery for osteoarthritis of the knee. N Engl J Med 2002;347:81

Moss A, Klenk J, Simon K, Thaiss H, Reinehr T, Wabitsch M: Declining prevalence rates for overweight and obesity in German children starting school. Eur J Pediatr 2012;171:289

Moynihan R: Key opinion leaders: independent experts or drug representatives in disguise? BMJ 2008;336:1402

Moynihan R, Mintzes B: Sex, Lies, and Pharmaceuticals: How Drug Companies Plan to Profit from Female Sexual Dysfunction. Vancouver 2010

Moynihan R, Smith R: Too much medicine? BMJ 2002;324:859

Mpotsaris A, Abdolvahabi R, Hoffleith B, Nickel J, Harati A, Loehr C, Gerdes CH, Hennigs S, Weber W: Perkutane Vertebroplastie von Wirbelkörperfrakturen benigner und maligner Genese: Eine prospektive Studie mit 1 188 Patienten und einem Follow-up von zwölf Monaten. Deutsches Ärzteblatt Int 2011;108:331

Mursu J, Robien K, Harnack LJ, Park K, Jacobs DR Jr: Dietary supplements and mortality rate in older women: the Iowa Women's Health Study. Arch Intern Med 2011;171:1625

Neumeyer-Gromen A, Rüther K, Krummrey G, Schlottmann N: PET bei malignen Lymphomen: Überhöhte Anforderungen an die Evidenz? Deutsches Ärzteblatt Int 2011;108:A-320

Newman-Toker DE, Pronovost PJ: Diagnostic errors — the next frontier for patient safety. JAMA 2009;301:1060

Ogden CL, Carroll MD, Curtin LR, Lamb MM, Flegal KM: Prevalence of high body mass index in US children and adolescents, 2007–2008. JAMA 2010;303:242

Oken MM, Hocking WG, Kvale PA, Andriole GL, Buys SS, Church TR, Crawford ED, Fouad MN, Isaacs C, Reding DJ, Weissfeld JL, Yokochi LA, O'Brien B, Ragard LR, Rathmell JM, Riley TL, Wright P, Caparaso N, Hu P, Izmirlian G, Pinsky PF, Prorok PC, Kramer BS, Miller AB, Gohagan JK, Berg CD; PLCO Project Team: Screening by chest radiograph and lung cancer mortality: the Prostate, Lung, Colorectal, and Ovarian (PLCO) randomized trial. JAMA 2011;306:1865

Patel MR, Peterson ED, Dai D, Brennan JM, Redberg RF, Anderson HV, Brindis RG, Douglas PS: Low diagnostic yield of elective coronary angiography. N Engl J Med 2010;362:886

Payer L: Medicine and Culture: Varieties of Treatment in the United States, England, West Germany, and France. New York 1989

Payer L: Disease-Mongers: How Doctors, Drug Companies, and Insurers Are Making You Feel Sick. New York 1992

Peterson ED, Wang TY: The great debate of 2008 – how low to go in preventive cardiology? JAMA 2008;299:1718

Pirker R, Pereira JR, Szczesna A, von Pawel J, Krzakowski M, Ramlau R, Vynnychenko I, Park K, Yu CT, Ganul V, Roh JK, Bajetta E, O'Byrne K, de Marinis F, Eberhardt W, Goddemeier T, Emig M, Gatzemeier U; FLEX Study Team: Cetuximab plus chemotherapy in patients with advanced non-small-cell lung cancer (FLEX): an open-label randomised phase III trial. Lancet 2009;373:1525

Prayle AP, Hurley MN, Smyth AR: Compliance with mandatory reporting of clinical trial results on ClinicalTrials.gov: cross sectional study. BMJ 2012;344:d7373

Presanis AM, De Angelis D; New York City Swine Flu Investigation Team, Hagy A, Reed C, Riley S, Cooper BS, Finelli L, Biedrzycki P, Lipsitch M: The severity of pandemic H1N1 influenza in the United States, from April to July 2009: a Bayesian analysis. PLoS Med 2009; 6:e1000207

Raschetti R, Albanese E, Vanacore N, Maggini M: Cholinesterase inhibitors in mild cognitive impairment: a systematic review of randomised trials. PLoS Med 2007;4:e338

Ray KK, Seshasai SR, Erqou S, Sever P, Jukema JW, Ford I, Sattar N:

Statins and all-cause mortality in high-risk primary prevention: a meta-analysis of 11 randomized controlled trials involving 65,229 participants. Arch Intern Med 2010;170:1024

Reid S, Wessely S, Crayford T, Hotopf M: Medically unexplained symptoms in frequent attenders of secondary health care: retrospective cohort study. BMJ 2001;322:767

Reiners H: Krank und pleite? Das deutsche Gesundheitssystem. Berlin 2011

Richter S, Rehder H, Raspe H: Individuelle Gesundheitsleistungen und Leistungsbegrenzungen: Erfahrungen GKV-Versicherter in Arztpraxen. Deutsches Ärzteblatt Int 2009;106:433

Ross JS, Tse T, Zarin DA, Xu H, Zhou L, Krumholz HM: Publication of NIH funded trials registered in ClinicalTrials.gov: cross sectional analysis. BMJ 2012;344:d7292

Rossouw JE, Anderson GL, Prentice RL, LaCroix AZ, Kooperberg C, Stefanick ML, Jackson RD, Beresford SA, Howard BV, Johnson KC, Kotchen JM, Ockene J: Risks and benefits of estrogen plus progestin in healthy postmenopausal women: principal results From the Women's Health Initiative randomized controlled trial. JAMA 2002;288:321

Salmon P, Humphris GM, Ring A, Davies JC, Dowrick CF: Primary care consultations about medically unexplained symptoms: patient presentations and doctor responses that influence the probability of somatic intervention. Psychosom Med 2007;69:571

Salmon P, Ring A, Humphris GM, Davies JC, Dowrick CF: Primary care consultations about medically unexplained symptoms: how do patients indicate what they want? J Gen Intern Med 2009;24:450

Sawicki PT: Qualität der Gesundheitsversorgung in Deutschland. Ein randomisierter simultaner Sechs-Länder-Vergleich aus Patientensicht. Med Klinik 2005;100:755

Schmacke N: Wie viel Medizin verträgt der Mensch? Bonn 2005

Schorb F: Dick, doof und arm? Die große Lüge vom Übergewicht und wer von ihr profitiert. München 2009

Schott G, Pachl H, Limbach U, Gundert-Remy U, Ludwig WD, Lieb K: Finanzierung von Arzneimittelstudien durch pharmazeutische Unternehmen und die Folgen – Teil 1: Qualitative systematische Literaturübersicht zum Einfluss auf Studienergebnisse, -protokoll und -qualität. Deutsches Ärzteblatt Int 2010;107:279

Scott A, Sivey P, Ait Ouakrim D, Willenberg L, Naccarella L, Furler J, Young D: The effect of financial incentives on the quality of health care provided by primary care physicians. Cochrane Database Syst Rev 2011;9:CD008451

Sedrakyan A, Normand SL, Dabic S, Jacobs S, Graves S, Marinac-Dabic D: Comparative assessment of implantable hip devices with different bearing surfaces: systematic appraisal of evidence. BMJ 2011;343: d7434

Sen A: Health: perception versus observation. Self reported morbidity has severe limitations and can be extremely misleading. BMJ 2002;324:860

Sima CS, Panageas KS, Schrag D: Cancer screening among patients with advanced cancer. JAMA 2010;304:1584

Sirovich BE, Welch HG: Cervical cancer screening among women without a cervix. JAMA 2004;291:2990

Sox HC: Screening for lung cancer with chest radiographs. JAMA 2011; 306:1916

Sridharan L, Greenland P: Editorial policies and publication bias: the importance of negative studies. Arch Intern Med 2009;169:1022

Stergiopoulos K, Brown DL: Initial Coronary Stent Implantation With Medical Therapy vs Medical Therapy Alone for Stable Coronary Artery Disease: Meta-analysis of Randomized Controlled Trials. Arch Intern Med 2012;172:312

Stolze C: Vergiss Alzheimer!: Die Wahrheit über eine Krankheit, die keine ist. Köln 2011

Sullivan R, Peppercorn J, Sikora K, Zalcberg J, Meropol NJ, Amir E, Khayat D, Boyle P, Autier P, Tannock IF, Fojo T, Siderov J, Williamson S, Camporesi S, McVie JG, Purushotham AD, Naredi P, Eggermont A, Brennan MF, Steinberg ML, De Ridder M, McCloskey SA, Verellen D, Roberts T, Storme G, Hicks RJ, Ell PJ, Hirsch BR, Carbone DP, Schulman KA, Catchpole P, Taylor D, Geissler J, Brinker NG, Meltzer D,

Kerr D, Aapro M: Delivering affordable cancer care in high-income countries. Lancet Oncol 2011;12:933

Targarona EM, Ayuso RM, Bordas JM, Ros E, Pros I, Martínez J, Terés J, Trías M: Randomised trial of endoscopic sphincterotomy with gallbladder left in situ versus open surgery for common bileduct calculi in high-risk patients. Lancet 1996;347:926

Taylor F, Ward K, Moore TH, Burke M, Davey Smith G, Casas JP, Ebrahim S: Statins for the primary prevention of cardiovascular disease. Cochrane Database Syst Rev 2011;1:CD004816

Tiefer L: Female sexual dysfunction: a case study of disease mongering and activist resistance. PLoS Med 2006;3:e178

Tonino PA, De Bruyne B, Pijls NH, Siebert U, Ikeno F, van 't Veer M, Klauss V, Manoharan G, Engstrøm T, Oldroyd KG, Ver Lee PN, MacCarthy PA, Fearon WF; FAME Study Investigators. Fractional flow reserve versus angiography for guiding percutaneous coronary intervention. N Engl J Med 2009;360:213

Ubel PA, Angott AM, Zikmund-Fisher BJ: Physicians recommend different treatments for patients than they would choose for themselves. Arch Intern Med 2011;171:630

Ujeyl M, Schlegel C, Walter S, Gundert-Remy U: New drugs: evidence relating to their therapeutic value after introduction to the market. Deutsches Ärzteblatt Int. 2012;109:117

US Preventive Services Task Force: Screening for breast cancer: U.S. Preventive Services Task Force recommendation statement. Ann Intern Med 2009;151:716

Wegwarth O, Gaissmaier W, Gigerenzer G: Deceiving numbers: survival rates and their impact on doctors' risk communication. Med Decis Making 2011;31:386

Wegwarth O, Schwartz LM, Woloshin S, Gaissmaier W, Gigerenzer G: Do physicians understand cancer screening statistics? A national survey of primary care physicians in the United States. Ann Intern Med 2012;156:340

Westin S, Heath I: Thresholds for normal blood pressure and serum cholesterol. BMJ 2005;330:1461

Whitehouse PJ, George D: Mythos Alzheimer. Was Sie schon immer über Alzheimer wissen wollten, Ihnen aber nicht gesagt wurde. Bern 2009

Wolf MS, Curtis LM, Waite K, Bailey SC, Hedlund LA, Davis TC, Shrank WH, Parker RM, Wood AJ: Helping patients simplify and safely use complex prescription regimens. Arch Intern Med 2011;171:300

Woloshin S, Schwartz LM: Giving legs to restless legs: a case study of how the media helps make people sick. PLoS Med 2006;3:e170

Wu FC, Tajar A, Beynon JM, Pye SR, Silman AJ, Finn JD, O'Neill TW, Bartfai G, Casanueva FF, Forti G, Giwercman A, Han TS, Kula K, Lean ME, Pendleton N, Punab M, Boonen S, Vanderschueren D, Labrie F, Huhtaniemi IT; EMAS Group: Identification of late-onset hypogonadism in middle-aged and elderly men. N Engl J Med 2010;363:123

Young J, De Sutter A, Merenstein D, van Essen GA, Kaiser L, Varonen H, Williamson I, Bucher HC: Antibiotics for adults with clinically diagnosed acute rhinosinusitis: a meta-analysis of individual patient data. Lancet 2008;371:908

# Anmerkungen

## Vorwort: Das kranke System

1 »Ökonomischer Druck drängt Chirurgen zu bestimmten Methoden.« Deutsches Ärzteblatt, online vom 10. April 2012 (http://aerzteblatt.de/nachrichten/49783)

2 ebd.

3 Hibbeler B, Krüger-Brand HE: Medizinprodukte: Kein Systemwechsel in Sicht. Deutsches Ärzteblatt 2012;109:A-690

4 Rothmund M: Privatisierung von Kliniken als Problem. FAZ 11.April 2012

5 Bartens W: Körperglück. Wie gute Gefühle gesund machen. München 2010

## Die Medizinindustrie

1 Mpotsaris A, Abdolvahabi R, Hoffleith B, Nickel J, Harati A, Loehr C, Gerdes CH, Hennigs S, Weber W: Perkutane Vertebroplastie von Wirbelkörperfrakturen benigner und maligner Genese: Eine prospektive Studie mit 1 188 Patienten und einem Follow-up von zwölf Monaten. Deutsches Ärzteblatt Int 2011;108:331

2 Buchbinder R, Osborne RH, Ebeling PR, Wark JD, Mitchell P, Wriedt C, Graves S, Staples MP, Murphy B: A randomized trial of vertebroplasty for painful osteoporotic vertebral fractures. N Engl J Med 2009;361:557

3 Neumeyer-Gromen A, Rüther K, Krummrey G, Schlottmann N: PET bei malignen Lymphomen: Überhöhte Anforderungen an die Evidenz? Deutsches Ärzteblatt 2011;108:A-320

4 Zahlreiche Artikel in der Fachliteratur vergleichen die medikamentöse oder operative Behandlung mit dem »watchful waiting«, d. h. dem aufmerksamen Abwarten und Beobachten des Arztes, ob die Selbstheilungskräfte des Körpers nicht genauso schnell zur Gesundung führen wie eine anderweitige Therapie.

5 Reiners H: Krank und pleite? Das deutsche Gesundheitssystem. Berlin 2011
6 Pirker R, Pereira JR, Szczesna A, von Pawel J, Krzakowski M, Ramlau R, Vynnychenko I, Park K, Yu CT, Ganul V, Roh JK, Bajetta E, O'Byrne K, de Marinis F, Eberhardt W, Goddemeier T, Emig M, Gatzemeier U; FLEX Study Team: Cetuximab plus chemotherapy in patients with advanced non-small-cell lung cancer (FLEX): an open-label randomised phase III trial. Lancet 2009;373:1525
7 Fojo T, Grady C: How much is life worth: cetuximab, non-small cell lung cancer, and the $440 billion question. J Natl Cancer Inst 2009;101:1044
8 Sullivan R, Peppercorn J, Sikora K, Zalcberg J, Meropol NJ, Amir E, Khayat D, Boyle P, Autier P, Tannock IF, Fojo T, Siderov J, Williamson S, Camporesi S, McVie JG, Purushotham AD, Naredi P, Eggermont A, Brennan MF, Steinberg ML, De Ridder M, McCloskey SA, Verellen D, Roberts T, Storme G, Hicks RJ, Ell PJ, Hirsch BR, Carbone DP, Schulman KA, Catchpole P, Taylor D, Geissler J, Brinker NG, Meltzer D, Kerr D, Aapro M: Delivering affordable cancer care in high-income countries. Lancet Oncol 2011;12:933
9 Flintrop J: Boni für Chefärzte: Bedenkliche Anreize – Immer mehr Chefarztverträge enthalten Zielvereinbarungen. Dabei werden vorrangig finanzielle Ziele festgelegt. Deutsches Ärzteblatt 2012;109:A298
10 Hartzband P, Groopman J: Money and the changing culture of medicine. N Engl J Med 2009;360:101
11 Kirch W, Schafii C: Misdiagnosis at a university hospital in 4 medical eras. Medicine 1996;75:29
12 Patel MR, Peterson ED, Dai D, Brennan JM, Redberg RF, Anderson HV, Brindis RG, Douglas PS: Low diagnostic yield of elective coronary angiography. N Engl J Med 2010;362:886
13 Bruckenberger E: Herzbericht 2010
14 Westin S, Heath I: Thresholds for normal blood pressure and serum cholesterol. BMJ 2005;330:1461
15 Salmon P, Humphris GM, Ring A, Davies JC, Dowrick CF: Primary care consultations about medically unexplained symptoms: patient

presentations and doctor responses that influence the probability of somatic intervention. Psychosom Med 2007;69:571
16 Reid S, Wessely S, Crayford T, Hotopf M: Medically unexplained symptoms in frequent attenders of secondary health care: retrospective cohort study. BMJ 2001;322:767
17 Salmon P, Ring A, Humphris GM, Davies JC, Dowrick CF: Primary care consultations about medically unexplained symptoms: how do patients indicate what they want? J Gen Intern Med 2009;24:450
18 Boyd CM, Darer J, Boult C, Fried LP, Boult L, Wu AW: Clinical practice guidelines and quality of care for older patients with multiple comorbid diseases: implications for pay for performance. JAMA 2005;294:716
19 Sen A: Health: perception versus observation. Self reported morbidity has severe limitations and can be extremely misleading. BMJ 2002;324:860
20 Hartzband P, Groopman J: The new language of medicine. N Engl J Med 2011;365:1372

## Weniger ist mehr

1 Good Stewardship Working Group: The »top 5« lists in primary care: meeting the responsibility of professionalism. Arch Intern Med 2011;171:1385
2 Rossouw JE, Anderson GL, Prentice RL, LaCroix AZ, Kooperberg C, Stefanick ML, Jackson RD, Beresford SA, Howard BV, Johnson KC, Kotchen JM, Ockene J: Risks and benefits of estrogen plus progestin in healthy postmenopausal women: principal results From the Women's Health Initiative randomized controlled trial. JAMA 2002;288:321
3 Beral V; Million Women Study Collaborators: Breast cancer and hormone-replacement therapy in the Million Women Study. Lancet 2003;362:419
4 Bartens W: Hormonstreit um die Wechseljahre. Deutsche Gynäkologen ignorieren brisante Daten. Die Zeit 18. Juli 2002

5 De P, Neutel CI, Olivotto I, Morrison H: Breast cancer incidence and hormone replacement therapy in Canada. J Natl Cancer Inst 2010; 102:1489
6 Oken MM, Hocking WG, Kvale PA, Andriole GL, Buys SS, Church TR, Crawford ED, Fouad MN, Isaacs C, Reding DJ, Weissfeld JL, Yokochi LA, O'Brien B, Ragard LR, Rathmell JM, Riley TL, Wright P, Caparaso N, Hu P, Izmirlian G, Pinsky PF, Prorok PC, Kramer BS, Miller AB, Gohagan JK, Berg CD; PLCO Project Team: Screening by chest radiograph and lung cancer mortality: the Prostate, Lung, Colorectal, and Ovarian (PLCO) randomized trial. JAMA 2011; 306:1865
7 Sox HC: Screening for lung cancer with chest radiographs. JAMA 2011;306:1916
8 US Preventive Services Task Force: Screening for breast cancer: U.S. Preventive Services Task Force recommendation statement. Ann Intern Med 2009;151:716
9 Gøtzsche PC: Mammography Screening. Truth, lies and controversy. London 2012
10 Stergiopoulos K, Brown DL: Initial Coronary Stent Implantation With Medical Therapy vs Medical Therapy Alone for Stable Coronary Artery Disease: Meta-analysis of Randomized Controlled Trials. Arch Intern Med 2012;172:312
11 Boden WE: Mounting Evidence for Lack of PCI Benefit in Stable Ischemic Heart Disease: What More Will It Take to Turn the Tide of Treatment? Arch Intern Med 2012;172:319
12 Bruckenberger E: Herzbericht 2010
13 Tonino PA, De Bruyne B, Pijls NH, Siebert U, Ikeno F, van 't Veer M, Klauss V, Manoharan G, Engstrøm T, Oldroyd KG, Ver Lee PN, MacCarthy PA, Fearon WF; FAME Study Investigators. Fractional flow reserve versus angiography for guiding percutaneous coronary intervention. N Engl J Med 2009;360:213
14 Ellis SG: Refining the art and science of coronary stenting. N Engl J Med 2009;360:292
15 Sawicki PT: Qualität der Gesundheitsversorgung in Deutschland.

Ein randomisierter simultaner Sechs-Länder-Vergleich aus Patientensicht. Med Klinik 2005;100:755

16 Moseley JB, O'Malley K, Petersen NJ, Menke TJ, Brody BA, Kuykendall DH, Hollingsworth JC, Ashton CM, Wray NP: A controlled trial of arthroscopic surgery for osteoarthritis of the knee. N Engl J Med 2002;347:81

17 Moynihan R, Smith R: Too much medicine? BMJ 2002;324:859

18 Young J, De Sutter A, Merenstein D, van Essen GA, Kaiser L, Varonen H, Williamson I, Bucher HC: Antibiotics for adults with clinically diagnosed acute rhinosinusitis: a meta-analysis of individual patient data. Lancet 2008;371:908

Garbutt JM, Banister C, Spitznagel E, Piccirillo JF: Amoxicillin for acute rhinosinusitis: a randomized controlled trial. JAMA 2012; 307:685

19 Taylor F, Ward K, Moore TH, Burke M, Davey Smith G, Casas JP, Ebrahim S: Statins for the primary prevention of cardiovascular disease. Cochrane Database Syst Rev 2011;1:CD004816

20 Ray KK, Seshasai SR, Erqou S, Sever P, Jukema JW, Ford I, Sattar N: Statins and all-cause mortality in high-risk primary prevention: a meta-analysis of 11 randomized controlled trials involving 65,229 participants. Arch Intern Med 2010;170:1024

21 de Lorgeril M, Salen P, Abramson J, Dodin S, Hamazaki T, Kostucki W, Okuyama H, Pavy B, Rabaeus M: Cholesterol lowering, cardiovascular diseases, and the rosuvastatin-JUPITER controversy: a critical reappraisal. Arch Intern Med 2010;170:1032

22 Howard BV, Roman MJ, Devereux RB, Fleg JL, Galloway JM, Henderson JA, Howard WJ, Lee ET, Mete M, Poolaw B, Ratner RE, Russell M, Silverman A, Stylianou M, Umans JG, Wang W, Weir MR, Weissman NJ, Wilson C, Yeh F, Zhu J: Effect of lower targets for blood pressure and LDL cholesterol on atherosclerosis in diabetes: the SANDS randomized trial. JAMA 2008;299:1678

23 Peterson ED, Wang TY: The great debate of 2008 – how low to go in preventive cardiology? JAMA 2008;299:1718

24 Kastelein JJ, Akdim F, Stroes ES, Zwinderman AH, Bots ML, Sta-

lenhoef AF, Visseren FL, Sijbrands EJ, Trip MD, Stein EA, Gaudet D, Duivenvoorden R, Veltri EP, Marais AD, de Groot E; ENHANCE Investigators: Simvastatin with or without ezetimibe in familial hypercholesterolemia. N Engl J Med 2008;358:1431

25 Brown BG, Taylor AJ: Does ENHANCE diminish confidence in lowering LDL or in ezetimibe? N Engl J Med 2008;358:1504

26 Drazen JM, Jarcho JA, Morrissey S, Curfman GD: Cholesterol lowering and ezetimibe. N Engl J Med 2008;358:1507

27 Ismail-Beigi F, Craven T, Banerji MA, Basile J, Calles J, Cohen RM, Cuddihy R, Cushman WC, Genuth S, Grimm RH Jr, Hamilton BP, Hoogwerf B, Hramiak I, Karl D, Katz L, Krikorian A, O'Connor P, Pop-Busui R, Schubart U, Simmons D, Taylor H, Thomas A, Weiss D; ACCORD trial group: Effect of intensive treatment of hyperglycaemia on microvascular outcomes in type 2 diabetes: an analysis of the ACCORD randomised trial. Lancet 2010;376:419

28 Korenstein D, Falk R, Howell EA, Bishop T, Keyhani S: Overuse of health care services in the United States: an understudied problem. Arch Intern Med 2012;172:171

## Die Praxis als Basar – Propaganda für Patienten

1 Richter S, Rehder H, Raspe H: Individuelle Gesundheitsleistungen und Leistungsbegrenzungen: Erfahrungen GKV-Versicherter in Arztpraxen. Deutsches Ärzteblatt Int 2009;106:433

2 Browman G, Hébert PC, Coutts J, Stanbrook MB, Flegel K, MacDonald NE: Personalized medicine: a windfall for science, but what about patients? CMAJ 2011;183:E1277

3 Kaitin KI, DiMasi JA: Pharmaceutical innovation in the 21st century: new drug approvals in the first decade, 2000–2009. Clin Pharmacol Ther 2011;89:183

4 The Economist: Andrew Witty, CEO of GlaxoSmithKline, calls on the pharmaceutical industry to do more with less – and still be innovative. Erschienen am 22. November 2010

5 Fojo T, Grady C: How much is life worth: cetuximab, non-small cell

lung cancer, and the $ 440 billion question. J Natl Cancer Inst 2009;101:1044

6 Ioannidis JP, Panagiotou OA: Comparison of effect sizes associated with biomarkers reported in highly cited individual articles and in subsequent meta-analyses. JAMA 2011;305:2200

7 Dass auch stark erhöhte Cholesterin-Werte nicht zwangsläufig gefährlich für Herz und Hirn sind, habe ich in einem früheren Kapitel ausgeführt.

## Die Krankheitserfinder

1 Westin S, Heath I: Thresholds for normal blood pressure and serum cholesterol. BMJ 2005;330:1461

2 Stolze C: Vergiss Alzheimer!: Die Wahrheit über eine Krankheit, die keine ist. Köln 2011

3 Whitehouse PJ, George D: Mythos Alzheimer. Was Sie schon immer über Alzheimer wissen wollten, Ihnen aber nicht gesagt wurde. Bern 2009

4 Horwitz AV, Wakefield JC: The Loss of Sadness: How Psychiatry Transformed Normal Sorrow Into Depressive Disorder. Oxford 2007

5 Schmacke N: Wie viel Medizin verträgt der Mensch? Bonn 2005

6 Moynihan R, Mintzes B: Sex, Lies, and Pharmaceuticals: How Drug Companies Plan to Profit from Female Sexual Dysfunction. Vancouver 2010

7 Ihre Bücher sind immer noch äußerst lesenswert: Payer L: Medicine and Culture: Varieties of Treatment in the United States, England, West Germany, and France. New York 1989, aber auch Payer L: Disease-Mongers: How Doctors, Drug Companies, and Insurers Are Making You Feel Sick. New York 1992

8 Woloshin S, Schwartz LM: Giving legs to restless legs: a case study of how the media helps make people sick. PLoS Med 2006;3:e170

9 Raschetti R, Albanese E, Vanacore N, Maggini M: Cholinesterase inhibitors in mild cognitive impairment: a systematic review of randomised trials. PLoS Med 2007;4:e338

10 Tiefer L: Female sexual dysfunction: a case study of disease mongering and activist resistance. PLoS Med 2006;3:e178
11 Laumann EO, Paik A, Rosen RC: Sexual dysfunction in the United States: prevalence and predictors. JAMA 1999;281:537
12 Healy D: The latest mania: selling bipolar disorder. PLoS Med 2006;3:e185
13 Dörner K: Gesundheitssystem: In der Fortschrittsfalle. Deutsches Ärzteblatt 2002;99:A2462
14 Lawder R, Harding O, Stockton D, Fischbacher C, Brewster DH, Chalmers J, Finlayson A, Conway DI: Is the Scottish population living dangerously? Prevalence of multiple risk factors: the Scottish Health Survey 2003. BMC Public Health 2010;10:330
15 Mursu J, Robien K, Harnack LJ, Park K, Jacobs DR Jr: Dietary supplements and mortality rate in older women: the Iowa Women's Health Study. Arch Intern Med 2011;171:1625
16 Klein EA, Thompson IM Jr, Tangen CM, Crowley JJ, Lucia MS, Goodman PJ, Minasian LM, Ford LG, Parnes HL, Gaziano JM, Karp DD, Lieber MM, Walther PJ, Klotz L, Parsons JK, Chin JL, Darke AK, Lippman SM, Goodman GE, Meyskens FL Jr, Baker LH: Vitamin E and the risk of prostate cancer: the Selenium and Vitamin E Cancer Prevention Trial (SELECT). JAMA 2011;306:1549
17 Bjelakovic G, Nikolova D, Gluud LL, Simonetti RG, Gluud C: Mortality in randomized trials of antioxidant supplements for primary and secondary prevention: systematic review and meta-analysis. JAMA 2007;297:842
Bjelakovic G, Nikolova D, Gluud LL, Simonetti RG, Gluud C: Antioxidant supplements for prevention of mortality in healthy participants and patients with various diseases. Cochrane Database Syst Rev 2008 Apr 16;(2):CD007176
18 Indian Polycap Study (TIPS), Yusuf S, Pais P, Afzal R, Xavier D, Teo K, Eikelboom J, Sigamani A, Mohan V, Gupta R, Thomas N: Effects of a polypill (Polycap) on risk factors in middle-aged individuals without cardiovascular disease (TIPS): a phase II, double-blind, randomised trial. Lancet 2009;373:1341

19 Cannon CP: Can the polypill save the world from heart disease? Lancet 2009;373:1313
20 Autier P, Boniol M, Gavin A, Vatten LJ: Breast cancer mortality in neighbouring European countries with different levels of screening but similar access to treatment: trend analysis of WHO mortality database. BMJ 2011;343:d4411
21 Moss A, Klenk J, Simon K, Thaiss H, Reinehr T, Wabitsch M: Declining prevalence rates for overweight and obesity in German children starting school. Eur J Pediatr 2012;171:289
22 Flegal KM, Carroll MD, Ogden CL, Curtin LR: Prevalence and trends in obesity among US adults, 1999–2008. JAMA 2010;303:235
Ogden CL, Carroll MD, Curtin LR, Lamb MM, Flegal KM: Prevalence of high body mass index in US children and adolescents, 2007–2008. JAMA 2010;303:242
23 Wu FC, Tajar A, Beynon JM, Pye SR, Silman AJ, Finn JD, O'Neill TW, Bartfai G, Casanueva FF, Forti G, Giwercman A, Han TS, Kula K, Lean ME, Pendleton N, Punab M, Boonen S, Vanderschueren D, Labrie F, Huhtaniemi IT; EMAS Group: Identification of late-onset hypogonadism in middle-aged and elderly men. N Engl J Med 2010;363:123
24 Lemmer B: The sleep-wake cycle and sleeping pills. Physiol Behav 2007;90:285

## Die Folgen der Schweinegrippe – wer wird Millionär?

1 Doshi P, Jefferson T, Del Mar C: The Imperative to Share Clinical Study Reports: Recommendations from the Tamiflu Experience. PLoS Med 2012;9:e1001201.
2 Kaiser L, Wat C, Mills T, Mahoney P, Ward P, Hayden F: Impact of oseltamivir treatment on influenza-related lower respiratory tract complications and hospitalizations. Arch Intern Med 2003;163:1667
3 Jefferson T, Jones MA, Doshi P, Del Mar CB, Heneghan CJ, Hama R, Thompson MJ: Neuraminidase inhibitors for preventing and treating influenza in healthy adults and children. Cochrane Database Syst Rev 2012:CD008965.

4 Doshi P, Jones M, Jefferson T: Rethinking credible evidence synthesis. BMJ 2012;344:d7898

5 Eichler H-G, Abadie E, Breckenridge A, Leufkens H, Rasi G: Open Clinical Trial Data for All? A View from Regulators. PLoS Med 2012;9:e1001202

6 Blawat K: Lager voller nichts. Süddeutsche Zeitung, 11. April 2012, S. 2

7 Presanis AM, De Angelis D; New York City Swine Flu Investigation Team, Hagy A, Reed C, Riley S, Cooper BS, Finelli L, Biedrzycki P, Lipsitch M: The severity of pandemic H1N1 influenza in the United States, from April to July 2009: a Bayesian analysis. PLoS Med 2009;6:e1000207

8 Mashta O: Officials watch events in southern hemisphere as swine flu rates in UK slow down. BMJ 2009;339:b3263

9 ANZIC Influenza Investigators, Webb SA, Pettilä V, Seppelt I, Bellomo R, Bailey M, Cooper DJ, Cretikos M, Davies AR, Finfer S, Harrigan PW, Hart GK, Howe B, Iredell JR, McArthur C, Mitchell I, Morrison S, Nichol AD, Paterson DL, Peake S, Richards B, Stephens D, Turner A, Yung M: Critical care services and 2009 H1N1 influenza in Australia and New Zealand. N Engl J Med 2009;361:1925

## Ärzte – denn sie wissen nicht, was sie tun

1 Wegwarth O, Schwartz LM, Woloshin S, Gaissmaier W, Gigerenzer G: Do physicians understand cancer screening statistics? A national survey of primary care physicians in the United States. Ann Intern Med 2012;156:340

2 Wegwarth O, Gaissmaier W, Gigerenzer G: Deceiving numbers: survival rates and their impact on doctors' risk communication. Med Decis Making 2011;31:386

3 Gigerenzer G, Mata J, Frank R: Public knowledge of benefits of breast and prostate cancer screening in Europe. J Natl Cancer Inst 2009;101:1216

4 Gigerenzer G: Collective statistical illiteracy: a cross-cultural com-

parison with probabilistic national samples: comment on »Statistical numeracy for health«. Arch Intern Med 2010;170:468
5 Mühlhauser I: Mammographie-Screening – Informierte Entscheidung statt verzerrte Information. In: Koppelin F, Müller R, Keil A, Hauffe U (Hrsg.): Die Kontroverse um die Brustkrebs-Früherkennung. Bern, Göttingen, Toronto, Seattle 2001, S. 79–90
6 Targarona EM, Ayuso RM, Bordas JM, Ros E, Pros I, Martínez J, Terés J, Trías M: Randomised trial of endoscopic sphincterotomy with gallbladder left in situ versus open surgery for common bileduct calculi in high-risk patients. Lancet 1996;347:926
7 Moynihan R: Key opinion leaders: independent experts or drug representatives in disguise? BMJ 2008;336:1402
8 Ubel PA, Angott AM, Zikmund-Fisher BJ: Physicians recommend different treatments for patients than they would choose for themselves. Arch Intern Med 2011;171:630
9 Domenighetti G, Luraschi P, Casabianca A, Gutzwiller F, Spinelli A, Pedrinis E, Repetto F: Effect of information campaign by the mass media on hysterectomy rates. Lancet 1988;2:1470
Domenighetti G, Casabianca A: Rate of hysterectomy is lower among female doctors and lawyers' wives. BMJ 1997;314:1417
10 Karbach U, Schubert I, Hagemeister J, Ernstmann N, Pfaff H, Höpp HW: Physicians' knowledge of and compliance with guidelines: an exploratory study in cardiovascular diseases. Deutsches Ärzteblatt Int 2011;108:61
11 Bastian H, Glasziou P, Chalmers I: Seventy-five trials and eleven systematic reviews a day: how will we ever keep up? PLoS Med 2010;7:e1000326
12 Schott G, Pachl H, Limbach U, Gundert-Remy U, Ludwig WD, Lieb K: Finanzierung von Arzneimittelstudien durch pharmazeutische Unternehmen und die Folgen – Teil 1: Qualitative systematische Literaturübersicht zum Einfluss auf Studienergebnisse, -protokoll und -qualität. Deutsches Ärzteblatt Int 2010;107:279
13 Eyding D, Lelgemann M, Grouven U, Härter M, Kromp M, Kaiser T, Kerekes MF, Gerken M, Wieseler B: Reboxetine for acute treatment

of major depression: systematic review and meta-analysis of published and unpublished placebo and selective serotonin reuptake inhibitor controlled trials. BMJ 2010;341:c4737
14 Sridharan L, Greenland P: Editorial policies and publication bias: the importance of negative studies. Arch Intern Med 2009;169:1022

## Patienten in Gefahr

1 Hart B, Lundh A, Bero L: Effect of reporting bias on meta-analyses of drug trials: reanalysis of meta-analyses. BMJ 2012;344:d7202
2 Prayle AP, Hurley MN, Smyth AR: Compliance with mandatory reporting of clinical trial results on ClinicalTrials.gov: cross sectional study. BMJ 2012;344:d7373
3 Ross JS, Tse T, Zarin DA, Xu H, Zhou L, Krumholz HM: Publication of NIH funded trials registered in ClinicalTrials.gov: cross sectional analysis. BMJ 2012;344:d7292
4 Lehman R, Loder E: Missing clinical trial data. BMJ 2012;344:d8158
5 Cohen D: How safe are metal-on-metal hip implants? BMJ 2012;344:e1410
6 Heneghan C, Langton D, Thompson M: Ongoing problems with metal-on-metal hip implants. BMJ 2012;344:e1349
7 Sedrakyan A, Normand SL, Dabic S, Jacobs S, Graves S, Marinac-Dabic D: Comparative assessment of implantable hip devices with different bearing surfaces: systematic appraisal of evidence. BMJ 2011;343:d7434
8 Heneghan C, Langton D, Thompson M: Ongoing problems with metal-on-metal hip implants. BMJ 2012;344:e1349
9 Carr AJ, Robertsson O, Graves S, Price AJ, Arden NK, Judge A, Beard DJ: Knee replacement. Lancet 2012;379:1331
10 Ujeyl M, Schlegel C, Walter S, Gundert-Remy U: New drugs: evidence relating to their therapeutic value after introduction to the market. Deutsches Ärzteblatt 2012;109:117
11 Newman-Toker DE, Pronovost PJ: Diagnostic errors — the next frontier for patient safety. JAMA 2009;301:1060

12 Amann U, Schmedt N, Garbe E: Prescribing of potentially inappropriate medications for the elderly: an analysis based on the PRISCUS list. Deutsches Ärzteblatt Int 2012;109:69

13 Wolf MS, Curtis LM, Waite K, Bailey SC, Hedlund LA, Davis TC, Shrank WH, Parker RM, Wood AJ: Helping patients simplify and safely use complex prescription regimens. Arch Intern Med 2011; 171:300

14 Fried TR, Tinetti ME, Towle V, O'Leary JR, Iannone L: Effects of benefits and harms on older persons' willingness to take medication for primary cardiovascular prevention. Arch Intern Med 2011;171: 923

15 Moore TJ, Cohen MR, Furberg CD: Serious adverse drug events reported to the Food and Drug Administration, 1998–2005. Arch Intern Med 2007;167:1752

16 Sima CS, Panageas KS, Schrag D: Cancer screening among patients with advanced cancer. JAMA 2010;304:1584

# Register

25 Die Mehrzahl der Individuellen Gesundheitsleistungen (IGeL) ist umstritten oder unnötig, im schlimmsten Falle sogar schädlich. Mit der Drohung, schwer zu erkranken, wird Kasse gemacht, das Personal bekommt Provision. Die Arztpraxis verkommt zum Basar.

26 Um Patienten vor den kommerziellen Auswüchsen der Igelei zu warnen, empfehlen manche Mediziner: Kein Bargeld zum Arzt mitnehmen!

27 Wer von personalisierter oder individualisierter Medizin spricht, redet von Science-Fiction, kritisieren Experten und beklagen Etikettenschwindel und eine finanzielle Bedrohung des Gesundheitssystems.

28 Die Medizinwirtschaft ist darauf angewiesen, neue Krankheiten zu erfinden oder bestehende Leiden auszuweiten. Kinder sind besonderer Überwachung ausgesetzt: Schreiambulanzen, Kinderärzte für Ein- und Durchschlafstörungen, Teilleistungsschwächen und Schwerbegabungen, Tests auf Aufmerksamkeitsdefizit und Hyperaktivität.

29 Mediziner und Industrie warnen schon vor Krankheit, bevor es Anzeichen dafür gibt: Inzwischen gibt es Prä-Diabetes, Prä-Hypertonie, Prä-Demenz und Prä-Osteoporose. Wer noch ein normales Blutbild, normalen Blutdruck und seine Knochen und Nerven beisammen hat, ist trotzdem ständig in Gefahr, so die perfide Botschaft.

30 Die Depression ist ein fürchterliches Leiden. Doch Psychiatrie und Pharmaindustrie haben aus normaler Traurigkeit eine depressive Erkrankung gemacht. Verschreibungszahlen für Psychopharmaka spiegeln das wider, sie haben sich fast vervierfacht.

31 Vitamine aus der Dose sind nicht nur überflüssig, sie können sogar die Gesundheit angreifen. Große Studien zeigen, dass die Pillen und Brausetabletten mehr schaden als nutzen. Der Gebrauch von Nahrungsergänzungsmitteln ist medizinisch nicht zu rechtfertigen – sie erhöhen das Risiko für Krebs.

32 Demnächst werden 200 oder 300 Millionen Euro allein in Deutschland für ein Grippe-Medikament fällig, das wohl nichts nutzt, dessen Haltbarkeitsdatum aber bald abläuft. Über die Wirkung von Oseltamivir (Tamiflu) muss weiter spekuliert werden, weil die Mehrzahl der Daten unter Verschluss bleibt, obwohl das Mittel seit 1999 zugelassen ist.

33 In der Rückschau stellte sich die Schweinegrippe als die weltweit erste Seuche heraus, die von Politikern, Pharmafirmen und fragwürdigen Experten übertragen wurde.

34 Viele Ärzte verstehen die Zahlen nicht, die den Schaden oder Nutzen einer Behandlung für Patienten beziffern oder die Risiken eines Tests oder einer Therapie.

35 »Statistischer Analphabetismus« ist gefährlich. Ärzte schneiden nicht gut dabei ab, wenn sie häufig gestellte Fragen zu Gesundheitsrisiken beantworten sollen. Die Stiftung Warentest beauftragte Testpatienten, sich bei Urologen zu erkundigen, wie zuverlässig der PSA-Bluttest auf Prostatakrebs sei. Nur zehn Prozent der Urologen gaben die wichtigen Informationen.

36 Sogar in Broschüren von Ministerien und Behörden werden Informationen verzerrt. Dort steht, dass die Wahrscheinlichkeit für Frauen, in den nächsten zehn Jahren an Brustkrebs zu sterben, um 25 Prozent sinkt, wenn sie am Mammographie-Screening teilnehmen. Bezogen auf 1000 Frauen sieht der Vorteil mickrig aus: Mit Screening sterben drei von 1000 Frauen. Ohne Früherkennung vier von 1000 – das sind 0,1 Prozent. Die Abnahme von vier auf drei kann man 25-Prozent-Senkung bezeichnen – mit fairer Aufklärung hat das nichts zu tun.

37 Statistisch höhere Überlebensraten bedeuten nicht, länger zu leben, wenn nur der Diagnosezeitpunkt vorverlegt wird. Wer diese verbreiteten statistischen Tricks nicht kennt, kann schnell in die Irre geführt werden.